歯医者に聞きたい
フッ素の上手な使い方

―お口の健康づくりをすすめるために―

監修：NPO法人日本むし歯予防フッ素推進会議
編集：田浦 勝彦
　　　木本 一成

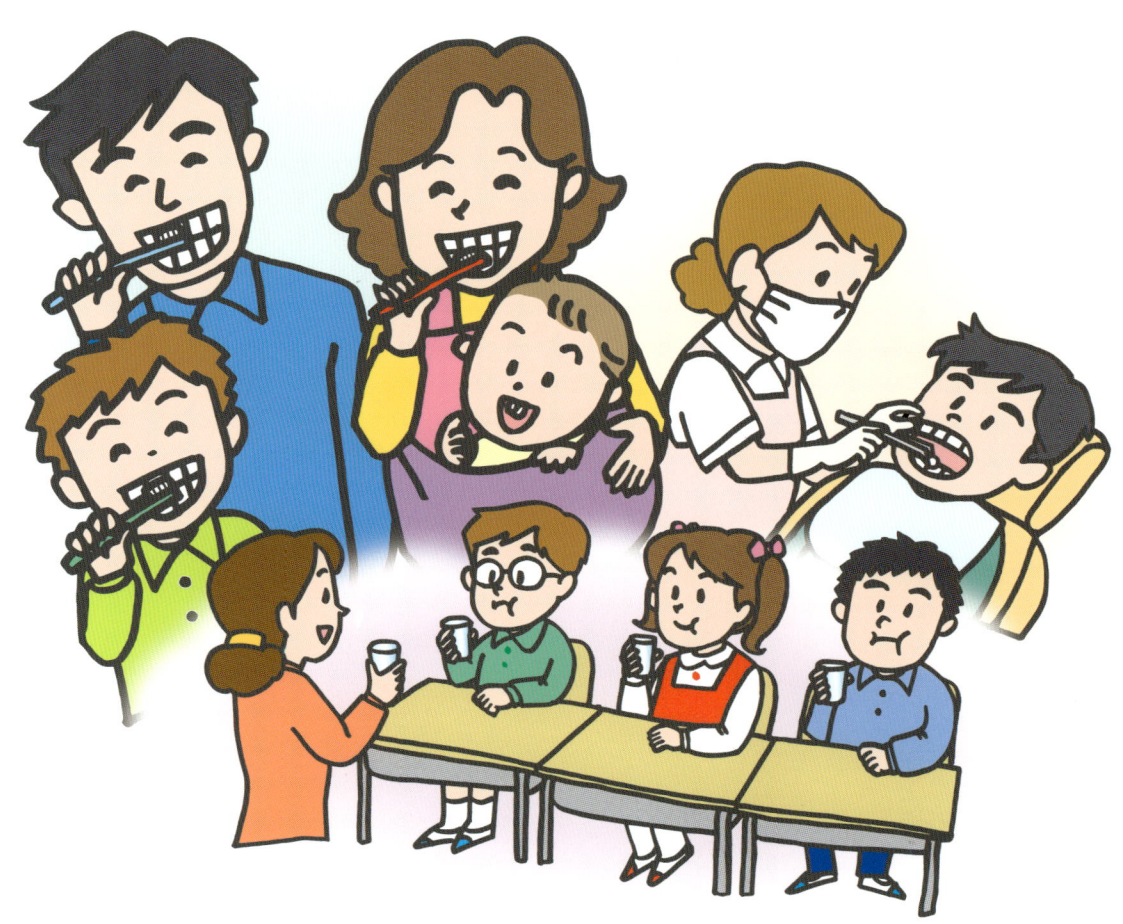

一般財団法人　口腔保健協会

読者のみなさんへ！

　歯の健康は全身の健康の重要な一部であり、人々の快適な暮らしを支えています。わが国でも健康寿命（歯を含む）を延ばして、生活の質の向上させるために、21世紀における国民健康づくり運動（「健康日本21（第二次）」）が展開されています。

　この本を手に取られたみなさんの中には、すでに「むし歯」や「歯周病」にかかって、様々な不快症状でお悩みの方もいるでしょう。「むし歯」や「歯周病」の治療を受ける必要のある人も、その一方で、「むし歯」や「歯周病」にかからないように、さらに、定期的にお口の健康を維持するために、歯科医と歯科衛生士の専門的なアドバイスを求めて来院されている人もいるでしょう。

　これらすべての人々が共通に手に入れる必要のある方策とは、お口の衛生を向上させる「予防手段」なのです。ある人は治療後の再発防止のために、また、ある人は健康維持のために、予防への取り組みを行うことが大切となります。本書では、特に「むし歯」を予防し、健康な歯を保つために重要な「フッ素（フッ化物）」の基礎的な知識と様々な場面に応じた利用の仕方について取り上げています。

　むし歯はいろいろな要因が複雑に重なり合ってできる病気です。

　歯の周りの環境を整えて「再石灰化」を促すように取り組めば、みなさんの歯を健康に保つことは可能となります。その際に、むし歯予防の決め手となる手段はフッ素の有効利用であり、これが世界の常識になっています。

　フッ素を上手に使えば、生涯にわたり歯を健康に保つ確率が高くなります。本書の目次をご覧になり、みなさんが関心をもたれたページを読み進んでください。きっと、みなさんはお口の健康づくりに役立つ、今までの知識と新しい方法を手に入れることができるでしょう。みなさんのお口の健康づくりに役立てれば幸いです。

2009年5月吉日

著者一同

☐	読者のみなさんへ	3
序	フッ素の有効性と安全性	6
①	歯磨きとフッ素入り歯磨き剤	8
②	フッ素入り歯磨き剤の効果	10
③	フッ素洗口	12
④	診療室におけるフッ素利用①	14
⑤	診療室におけるフッ素利用②	16
⑥	歯と口の基礎知識	18
⑦	歯と口と全身の関係を知ろう!! 健康な歯と口を守ろう	20
⑧	歯の健康づくりのために 歯の表面で起こっていること	22
⑨	歯の健康づくりのために 歯の周りの要因	24
⑩	歯の健康づくりのまとめ	26
⑪	これまでの日本の歯の健康づくりの評価	28
⑫	フッ素とむし歯予防	30
⑬	フッ素はともだち	32
⑭	世界と日本のフッ素利用	34
⑮	Q&A （Q1〜Q10）	36
☐	あとがき	41

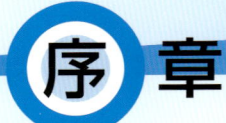

フッ素の有効性と安全性

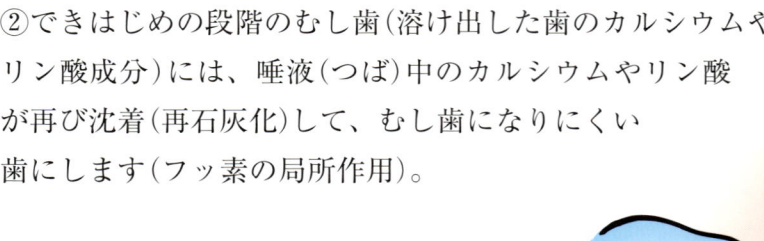 1. フッ素がむし歯予防に使われた理由

～自然が教えてくれた、みんなのためのむし歯予防方法～

　20世紀前半に、適量のフッ素（**フッ化物**）※が含まれる飲み水で生活している住民にむし歯が少ないことが明らかになりました。この事実をもとに、1940年代半ばには、飲み水にフッ素の少ない地域で、水道水にフッ素を追加してむし歯予防に適したフッ素濃度に調整する方法を採用しました。一方、飲み水にフッ素が多く含まれる地域では、むし歯予防に適するフッ素濃度に低くする方策を取ります。これらを**水道水フロリデーション**といいます。このような発見によって、給水系に暮らす地域全体の人々の歯の健康を守るために、フッ素がむし歯予防に使われ始めました（→第12章 p.30-31参照）。

　その後、20世紀の半ばから、フッ素濃度を高くして直接に歯にフッ素を塗る方法や、比較的濃度の低いフッ素洗口液によるぶくぶくうがいの方法が行われるようになりました。

　　※フッ素は元素であり、単体で自然界に存在しません。わたしたちの身の回りにはフッ化物として存在しています。本書では慣用的にフッ素という用語で統一しました。

2. フッ素は歯を丈夫にし、酸から歯を守ります。

①あごの中で歯が作られている時に、水道水フロリデーションなどからの適量のフッ素が常に供給されれば、むし歯になりにくい良質の歯を作ることができます（フッ素の全身作用）。

②できはじめの段階のむし歯（溶け出した歯のカルシウムやリン酸成分）には、唾液（つば）中のカルシウムやリン酸が再び沈着（再石灰化）して、むし歯になりにくい歯にします（フッ素の局所作用）。

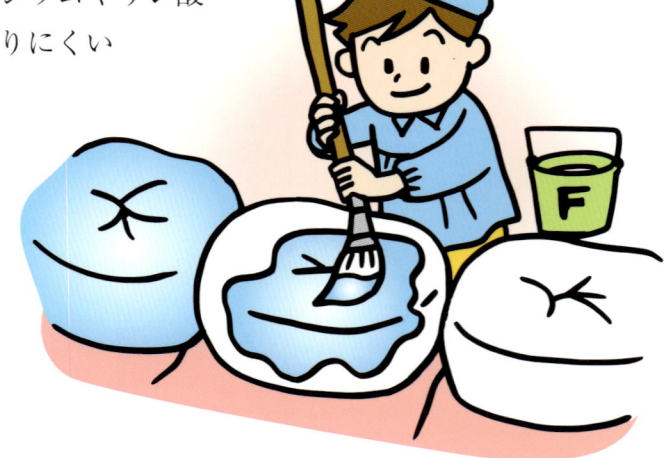

3. フッ素の安全性

フッ素は、私たちの身近に存在する身体の健康に有益な元素です。

フッ素は、フッ化物として存在する自然環境物質で、ヒトの身体の中にも歯や骨に多く含まれる重要なミネラル元素の一つです。

> 身体を作るための
> 主要な元素：酸素、炭素、水素、窒素
> 準主要な元素：カルシウム、リン、マグネシウム、イオウ、ナトリウム、塩素、カリウム

ヒトの体内で、鉄は12番目に多い元素。
　　フッ素は13番目に多い元素です。

> フッ素は、体重60kgのヒトでは、骨や歯に約2.6gを含みます。
> フッ素は、骨や歯の健康に有益な微量元素として、幼児から成人・高齢者のむし歯予防に効果を認めます。

4. フッ素の安全～使用量の問題～

あらゆる栄養素や薬にあてはまることですが、少なすぎると効果があがらず、役に立ちません。一方、多すぎると逆に害になることがあります。むし歯予防に利用するフッ素についても同じです。適量を守って、正しい使い方をする必要があります。

16世紀の医師で、毒性学の「父」といわれるパラケルススは、「すべての物には毒性があり、毒性がないものは存在しない。『量』によってのみ、毒性があるかどうか明らかにすることができる」ことから、

　　　　「毒かどうかは、使用量による」
と述べています。

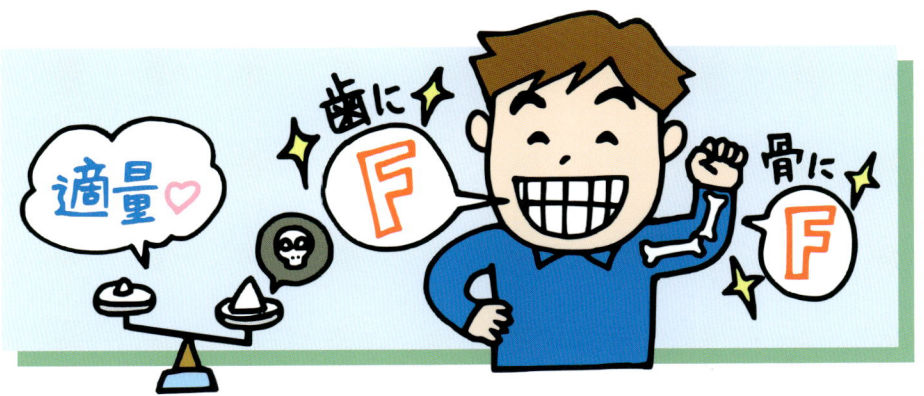

第1章

歯磨きとフッ素入り歯磨き剤

1. 歯磨きの効果

歯ブラシで歯についた汚れ（歯垢）を取り除くことが、歯磨きの第一の役目です。それは歯ぐきを健康に維持し、口の中をさわやかにします。また、歯磨きでむし歯予防効果をあげるには、必ず適量のフッ素入り歯磨き剤を上手に使うことです（→第2章 p.10 へ）。

2. フッ素入り歯磨き剤の利用

家庭や職場では、適量のフッ素入り歯磨き剤をつけて歯磨きをします（図1-1）。その効果は、
①適量のフッ素が、歯の表面、唾液、口腔粘膜に運ばれます（図1-2）。
②フッ素は、歯の表面や唾液の中、歯の表面に付いた歯垢の中に取り込まれます。
③フッ素は、エナメル質の溶け出した部分を修復する際に、唾液中のカルシウム沈着を促します。これを**歯の再石灰化**といいます。

3. フッ素入り歯磨き剤はむし歯を防ぐ

世界のむし歯予防の専門家たちは、1960年以降の30年間におけるむし歯減少の重要な理由の一つに、フッ素入り歯磨き剤の使用をあげています。図1-3は、むし歯の減少にフッ素入り歯磨き剤が「非常に重要」（赤）と評価した専門家が63%、「重要」（オレンジ）は33%、「少し重要」（黄）は4%の貢献があったとの評価を示しています（ブラッタールらの調査、1996）。

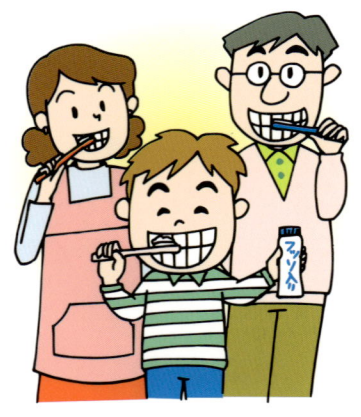

図1-1　家庭でフッ素入り歯磨き剤の利用

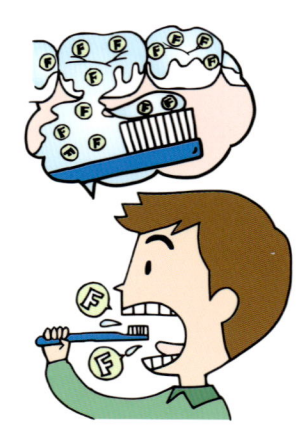

図1-2　歯ブラシとフッ素

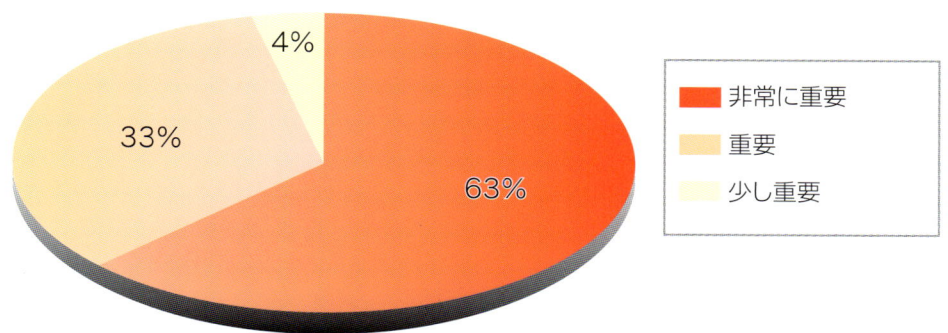

図1-3　むし歯を減らした要因（フッ素入り歯磨き剤の重要度の評価）

4. むし歯予防先進国と日本のフッ素入り歯磨き剤の市場占有率

図1-4は、わが国のフッ素入り歯磨き剤の市場占有率の推移を示しています。遅ればせながら、日本でも1990年代後半から増加して2010年には90％になりました。さらに、口腔保健先進諸国のように、90％を上回ることが期待されます（表1-1）。

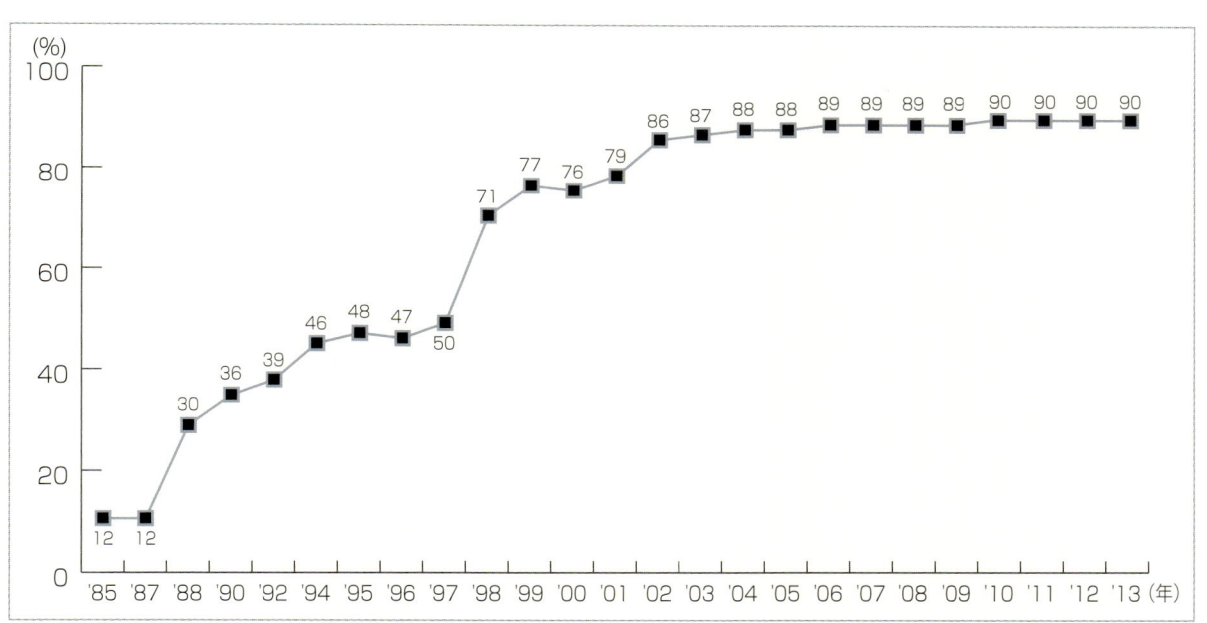

図1-4　わが国におけるフッ素入り歯磨き剤の市場占有率（シェア）
　　　　1985～1994年：（公財）ライオン歯科衛生研究所調べ
　　　　1995～2013年：ライオン（株）調べ
　　　　※フッ素配合歯磨剤についてはライオン（株）の定義による

表1-1　口腔保健の先進諸国におけるフッ素入り歯磨き剤の市場占有率（シェア）　　（資料:FDI調査、1990年）

国　名	(%)	国　名	(%)	国　名	(%)
オーストラリア	99	ニュージーランド	97	オランダ	90
フィンランド	99	米国	95	韓国	90
英国	98	スウェーデン	95		
デンマーク	98	ノルウェー	90		

第2章

フッ素入り歯磨き剤の効果

1. フッ素入り歯磨き剤を選びましょう

1）歯磨き剤の効果

　歯磨き剤の利用は、歯と歯ぐきの健康の維持に大切です。まず、フッ素入り歯磨き剤を選びましょう。子ども用のすべての歯磨き剤には、フッ素が配合されています。大人用の約9割の歯磨き剤もフッ素入りです（図1-4）。利用によって、約20～30％のむし歯予防効果があります。

　ラベルの薬用成分に、次の記載があるものはフッ素が配合されています（図2-1）。

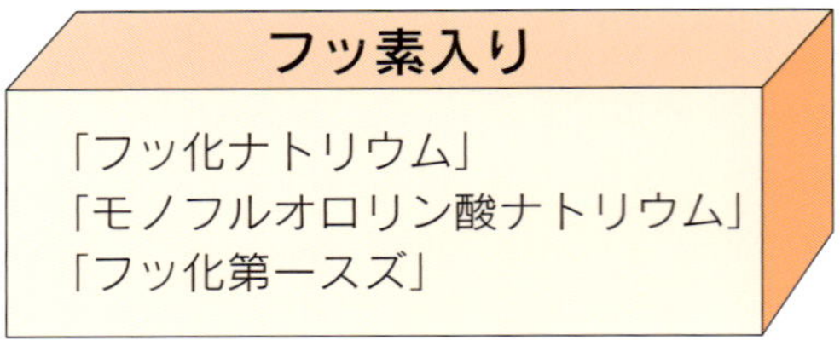

フッ素入り
「フッ化ナトリウム」
「モノフルオロリン酸ナトリウム」
「フッ化第一スズ」

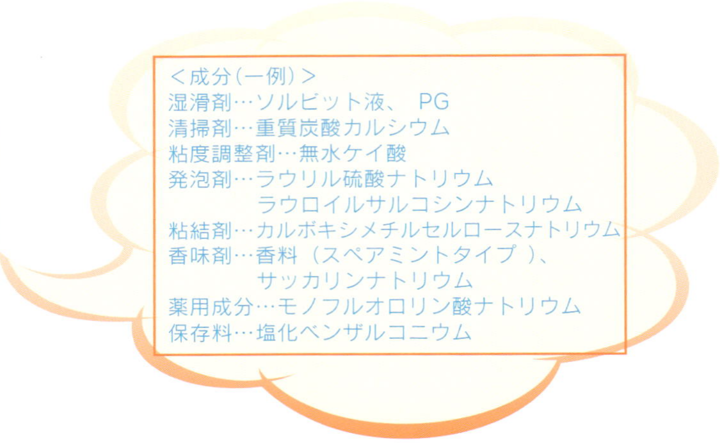

＜成分（一例）＞
湿潤剤…ソルビット液、PG
清掃剤…重質炭酸カルシウム
粘度調整剤…無水ケイ酸
発泡剤…ラウリル硫酸ナトリウム
　　　　ラウロイルサルコシンナトリウム
粘結剤…カルボキシメチルセルロースナトリウム
香味剤…香料（スペアミントタイプ）、
　　　　サッカリンナトリウム
薬用成分…モノフルオロリン酸ナトリウム
保存料…塩化ベンザルコニウム

図2-1　フッ素入り歯磨き剤外箱のラベル

2. こんな歯磨き剤もあります

　泡状やスプレータイプの歯磨き剤があります。これは1～3歳の乳幼児の歯磨きの際に、使います（図2-2）。

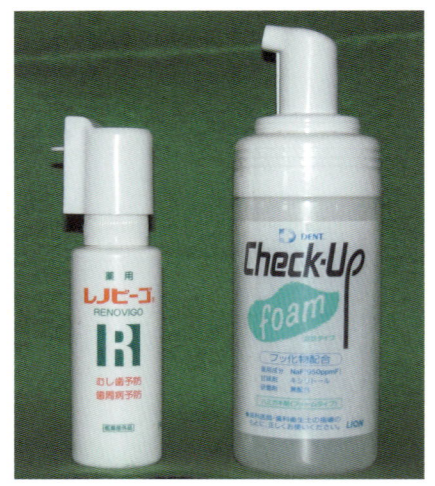

図2-2　スプレータイプ（左）と泡状（右）のフッ素入り歯磨き剤

3. フッ素入り歯磨き剤の使い方

1) 歯磨き剤の量はどれくらい？

　大人用の歯ブラシでは、毛の部分の半分から2/3が適量です。

　子ども用の歯ブラシでは、毛の部分の約半分（グリンピース大）が適量です（図2-3）。

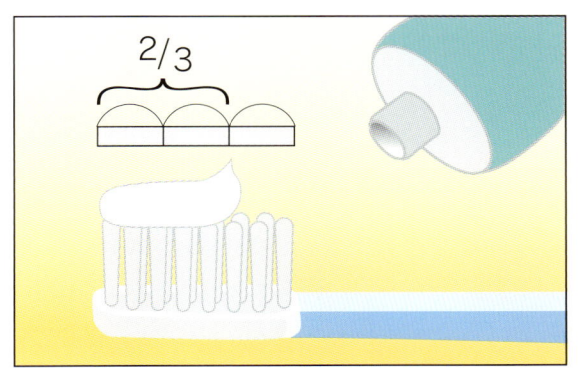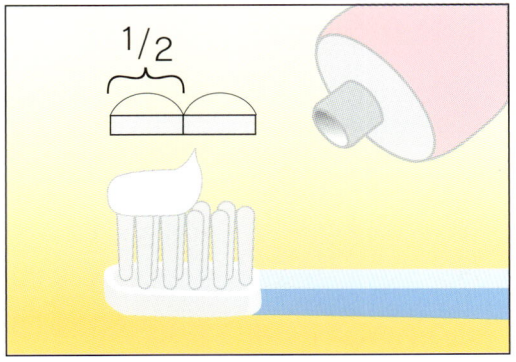

図2-3　歯磨き剤の量の目安（左：大人用、右：子ども用）

2) 何回くらい口をすすぐのがよいのでしょうか？

　すすぎの回数は、2回を目安にして下さい（図2-4）。

　歯磨き後のすすぎの回数は少ないほど、またすすぎの時の水が少ないほどフッ素が口の中に残り、むし歯予防効果を発揮します。

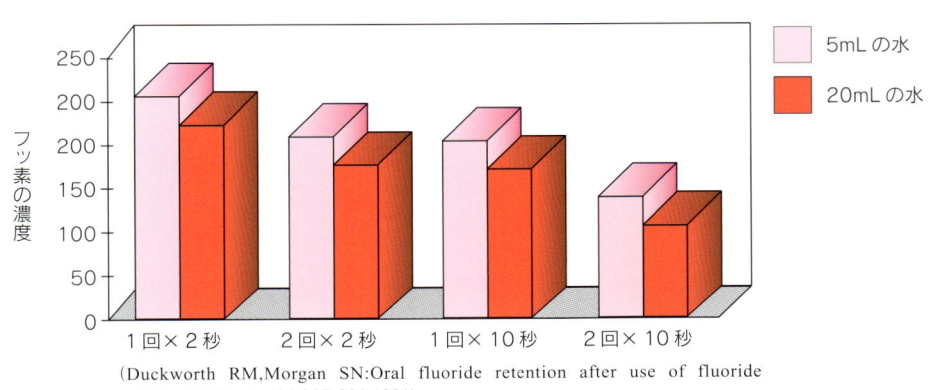

(Duckworth RM, Morgan SN: Oral fluoride retention after use of fluoride dentifrice Caries Res, 25:287-291, 1991)

図2-4　フッ素入り歯磨き剤による歯磨き後のすすぎの影響

3) 1日何回、いつ使うとよいの？

　1日2回、特に、就寝前にフッ素入り歯磨き剤を使用すると有効です。唾液中のフッ素濃度は、昼間の使用よりも4倍高い状態を維持します。

4) フッ素入り歯磨き剤使用後の注意！

　歯磨き直後にガムを噛むと、唾液中のフッ素は早く失われます。歯磨きの後、約2時間くらいは飲食をやめましょう。

第3章

フッ素洗口

1. フッ素洗口剤の利用

歯磨き以外で、歯の周りにフッ素を応用する方法としては、フッ素洗口があります。適量のフッ素洗口液を口に含み、約1分間ブクブクします。保育園や学校でみんなと一緒に簡単に、そして継続してフッ素を使う方法です（図3-1）。フッ素洗口は、約30〜60％の高いむし歯予防効果があります（図3-2）。フッ素洗口は、みんなで行う方法として、園児、児童生徒の約104万人が施設で実施しています（2014年3月時点；ただし速報値）。また、家庭で個人的に使うこともできます。

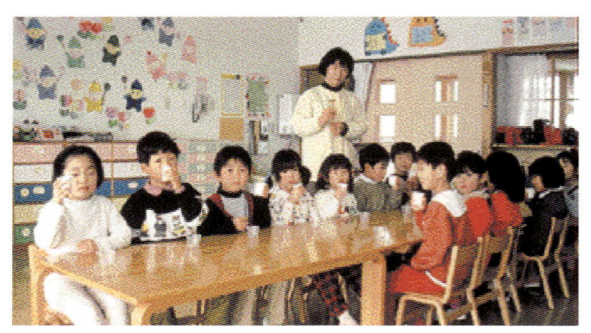
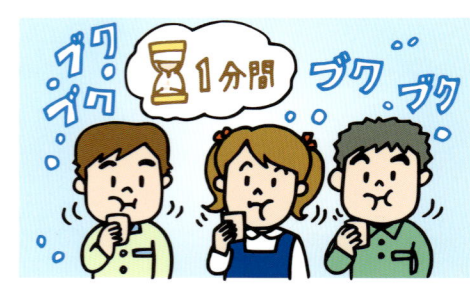

図3-1　みんなで仲よくフッ素洗口

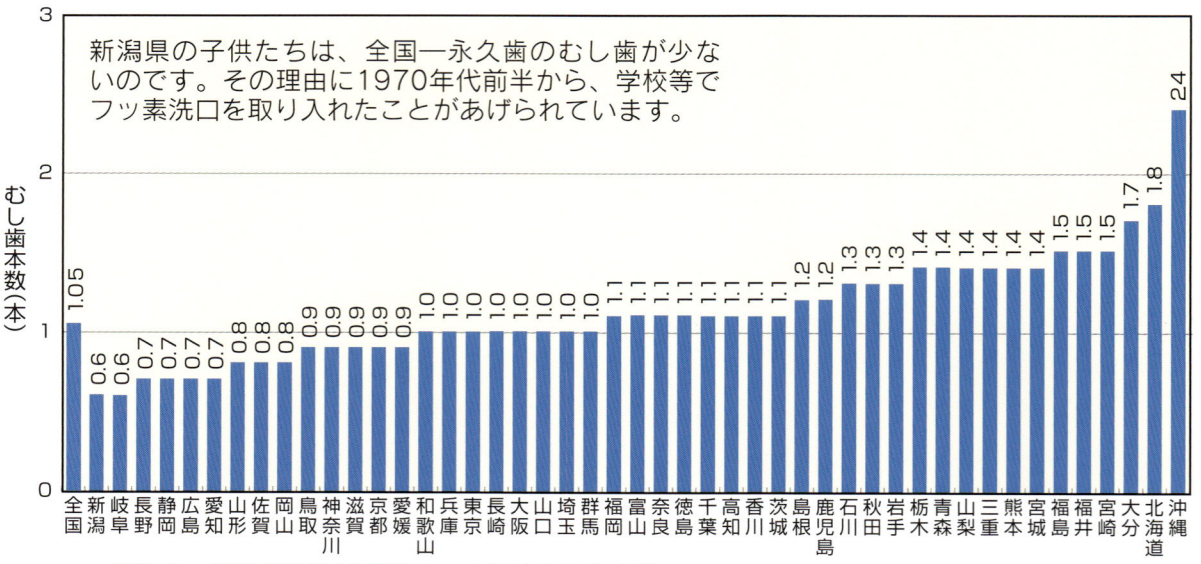

図3-2　都道府県別12歳児の一人平均むし歯本数
（資料：平成25年度学校保健統計調査）
※洗口群：新潟県内のフッ化物洗口実施校での一人平均むし歯本数（平成17年）

2. 家庭でフッ素洗口を行う

1）フッ素洗口剤の入手方法

　わが国で使われている洗口剤（顆粒）は2種あります。歯科医師の指示により、歯科医院あるいは薬局で購入できます（図3-3）。また4社の洗口液（溶液）も市販されています（バトラー洗口液0.1％，フッ化ナトリウム洗口液0.1％：ライオン，フッ化ナトリウム洗口液0.1％：ビーブランド，フッ化ナトリウム洗口液0.1％：ジーシー）。

2）フッ素洗口剤の調整

　顆粒タイプのフッ素洗口剤は付属の容器を使い、歯科医師から指示されたフッ素濃度を確認して、溶液を作成します（図3-3）。

　毎日行う場合のフッ素濃度は250ppmです。

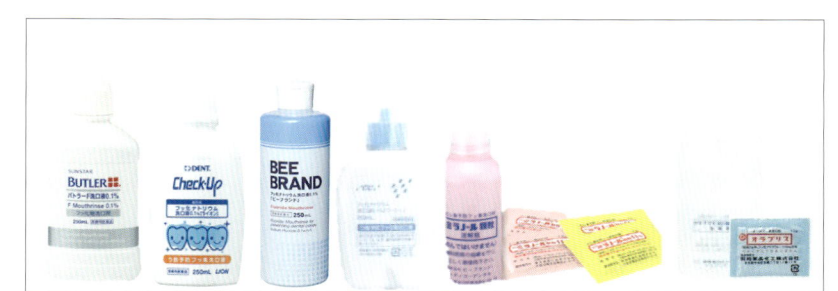

図3-3　市販のフッ素洗口液と洗口剤
左から4社の洗口液と2社の顆粒タイプとその溶解瓶

3）フッ素洗口液の分注とバトラー洗口液

　洗口液をコップに5～15ml分注します。年齢による目安は次の通りです。小学校低学年まで：5～7ml　中学生まで：10ml　成人：10～15ml

4）フッ素洗口の実施

　フッ素洗口は、洗口液を口に含み、前下方を向きながら、30秒～1分間ブクブクうがいをします。洗口した後は吐き出し、30分間は飲食・うがいをしないようにして下さい（図3-4）。

5）フッ素洗口の安全性

　毎日法（250ppmF）のフッ素洗口を行った場合、口腔内には約0.2mgのフッ素が残ります（図3-5）。これは、紅茶1～2杯に含まれているフッ素量に相当します。

　指示された用法通りに行うフッ素洗口は、安全性の高いむし歯予防方法です。

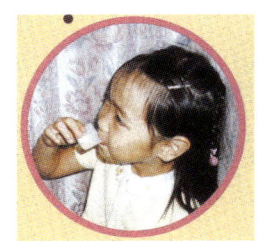 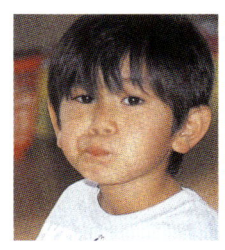 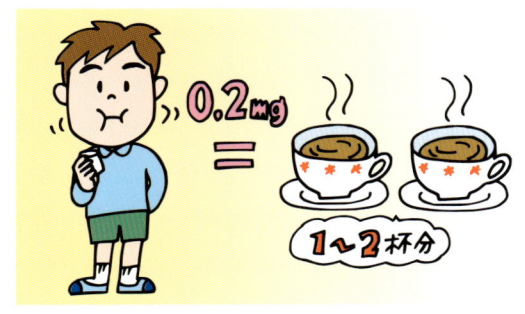

図3-4　幼児と児童のフッ素洗口（スナップ写真）

図3-5　フッ素洗口（毎日法）後に口の中の残るフッ素量（紅茶一杯分のフッ素量に相当）

第4章

診療室におけるフッ素利用①

1. フッ素歯面塗布剤の利用

　フッ素の歯面塗布とは、歯科医院や市町村保健センターで、歯科専門家（歯科医師や歯科衛生士）が歯面に9,000ppmのフッ素塗布剤を塗って、子どもたちのむし歯を予防する方法です（図4-1）。

　きれいに清掃した歯の表面に1～4分間塗布する方法で、15歳未満児のうち約60％が歯科医院や市町村保健センターでフッ素塗布を受けています（図4-2）。

　なお、健康日本21（21世紀における国民健康づくり運動）では、その一分野である「歯の健康」の歯科保健目標として、3歳までにフッ素歯面塗布を受けたことがある割合を50％以上に増加しようという幼児期のむし歯予防の項目を掲げています。

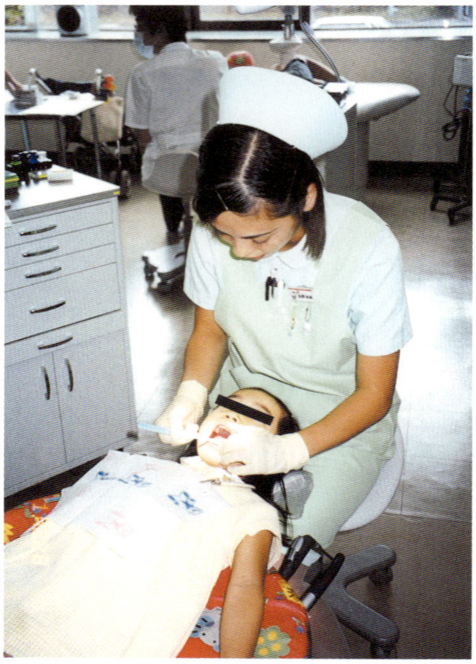

図4-1　歯科診療室での歯科衛生士によるフッ素歯面塗布
（田浦勝彦, 他：「フッ素で健康づくり」　p.22、砂書房、2000）

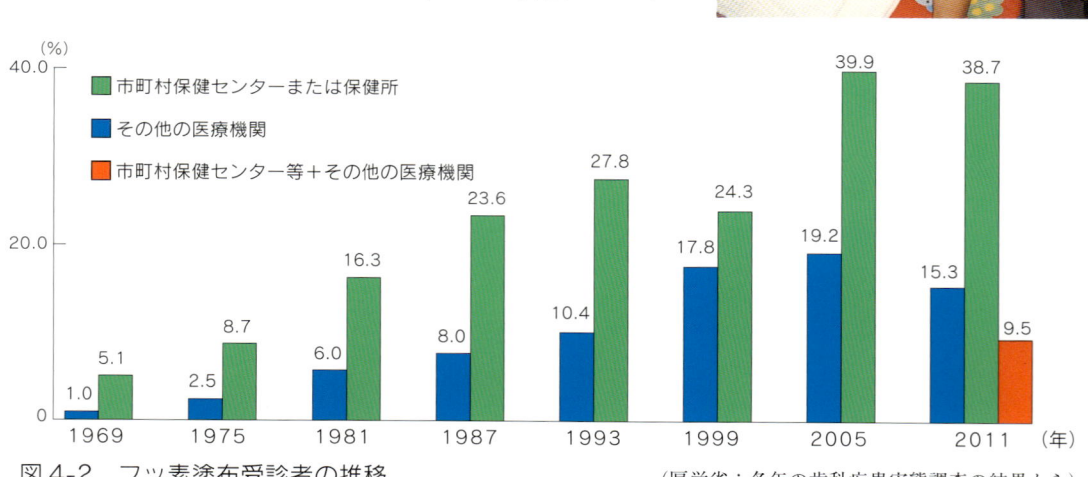

図4-2　フッ素塗布受診者の推移　　　　（厚労省：各年の歯科疾患実態調査の結果から）

2. 歯科医院でフッ素を塗ろう

1) フッ素歯面塗布剤の種類

　わが国の歯面塗布剤には5種あります（図4-3）。一般的には歯へのフッ素の取り込みが良いという理由から、リン酸酸性フッ化ナトリウム製剤を用います。

2) フッ素歯面塗布をする時期

　歯の生えはじめの時期、乳歯では1～3歳、永久歯では第一大臼歯（6歳臼歯）の生えはじめから第二大臼歯の萌出の頃というように、歯の生えはじめの頃が効果的な時期になります（図4-4）。

3) フッ素歯面塗布の回数と効果

　むし歯になりやすい子どもを対象に、1回あたり1～4分間のフッ素を塗布します。通常年2回を標準としますが、子どもによっては3～4か月に1回と回数を多くする場合があります。

> フッ素の効果を高めるために、歯面塗布後に、
> 30分間は飲食・うがいをしてはいけません。

　フッ素歯面塗布には、約20～30％のむし歯予防効果があります。

4) フッ素歯面塗布の安全性

　あらかじめフッ素歯面塗布剤（9,000ppmF）を秤量し、約1gのフッ素歯面塗布剤を準備しておけば、その全量を使っても安全を確保できます。

　フッ素歯面塗布剤（9,000ppmF）1gには9mgのフッ素を含んでいます。体重15kg（3歳児）の幼児がこれを全量飲み込んだとしても、急性中毒を発現する量※にはなりません。

※体重1kgあたり2mg（見込み中毒量（PTD）としては体重1kgあたり5mg）。

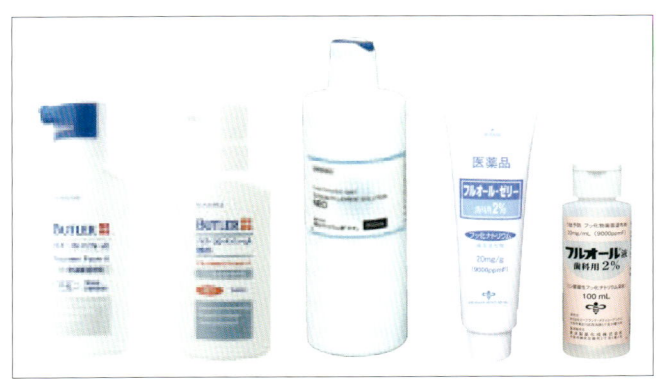

図4-3　フッ素歯面塗布剤

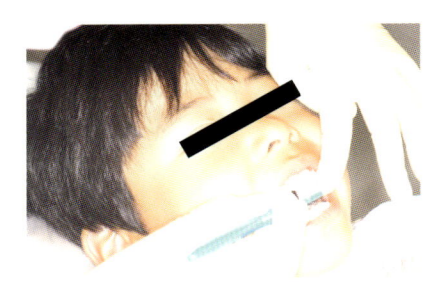

図4-4　歯ブラシでフッ素歯面塗布

第5章

診療室におけるフッ素利用②

1. フッ素配合填塞材を利用したシーラント

1) シーラントとは？

　奥歯の咬み合わせの面にある小さな溝や、窩（くぼみ）の部分はむし歯になりやすいところです。この部分を填塞（シール）・封鎖することによって、歯を守る方法をシーラントといいます。咬み合わせの面のむし歯予防方法としては、臨床の場面で推奨度の最も高い処置（Aランク）です。近年のシーラントにはフッ素が配合され、歯質の強化に役立っています（図5-1）。

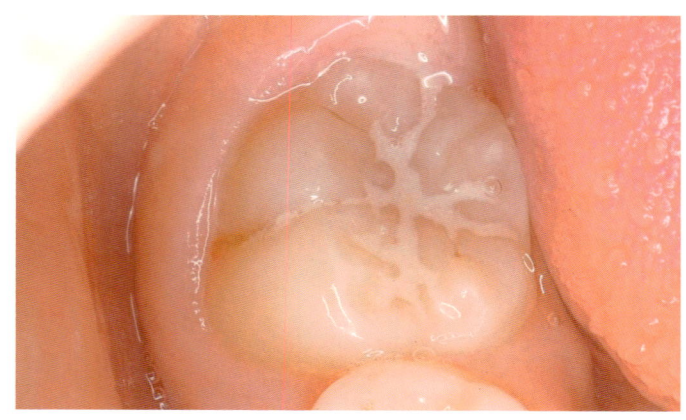

図5-1　シーラントした歯

2) どのような歯をシーラントすればよいのでしょうか？
　　①むし歯になりやすい児童・生徒
　　②奥歯の溝や窩が比較的深い歯を持つ児童・生徒
　　③歯が生えてから、数年以内の児童・生徒
　　④乳歯（子どもの歯）に、むし歯が多かった児童・生徒
　以上の条件を総合的に判断して、シーラントを選択します。

3）どのような手順でシーラントするのでしょうか？

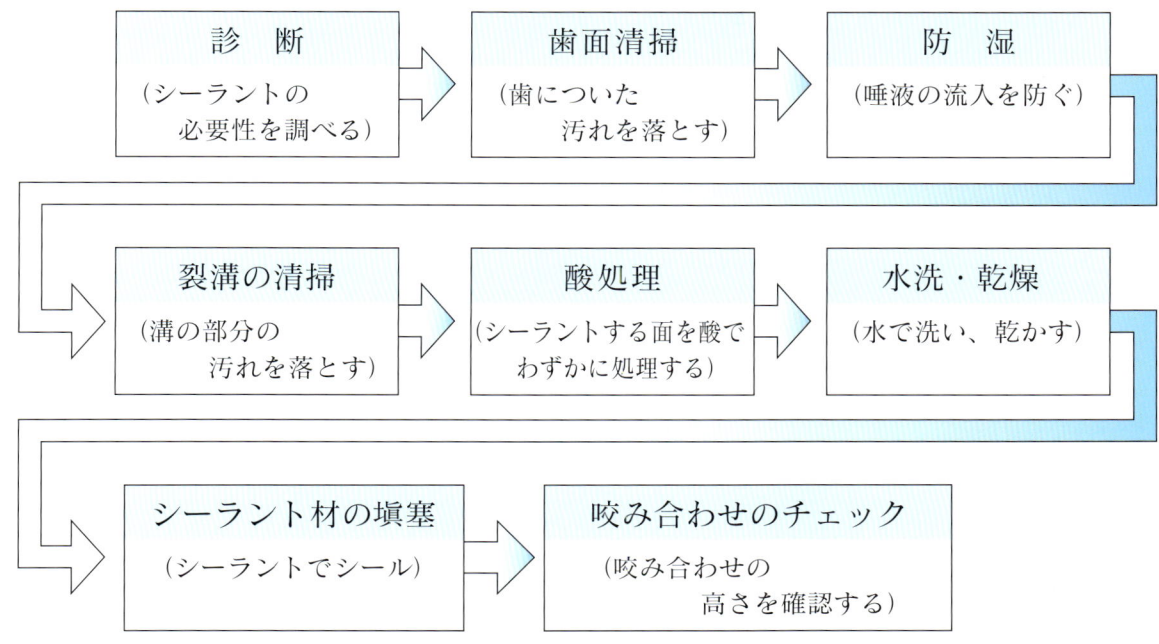

4）シーラントによるむし歯予防効果

　シーラント（図5-2）は、臨床的な調査から、約80～90％の予防効果を示しています。近年、わが国の子どものシーラント処置状況は増加の傾向にあります（表5-1）。

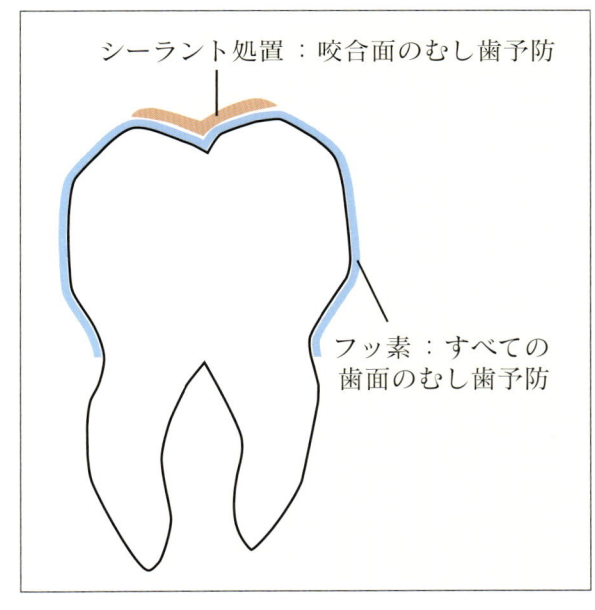

図5-2　フィッシャーシーラント　プラス　フッ素
（資料：フッ素の推奨ポスター　NIDRのポスターを一部改変）

表5-1　日本人のシーラント処置状況

年齢群（歳）	平成11年	平成17年	平成23年
5～9	10.0%	18.6%	18.1%
10～14	9.9%	25.5%	22.4%
15～19	5.5%	21.0%	25.7%

（厚労省：各年の歯科疾患実態調査の結果から）

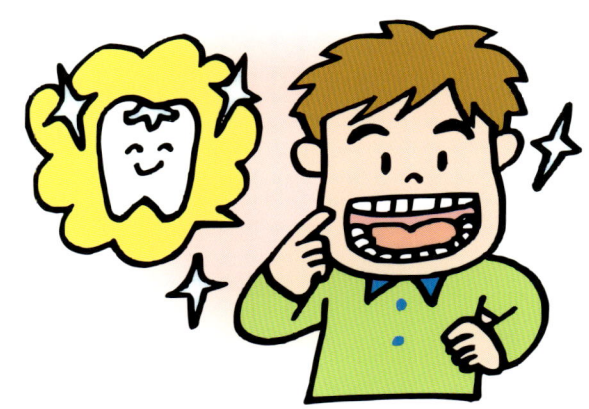

第6章

歯と口の基礎知識

1. 歯と口について

　全身の健康づくりには、栄養・運動・休養の3本柱が必要です。特に健全な食生活を育むために、栄養源を摂る器官である口（口腔）は、健康に保つことが大切です。

　図6-1は、おとなの口腔の模式図です。口腔の中は、むし歯予防のために重要な役割を果たす唾液におおわれています。また、多くの細菌が舌、粘膜、歯垢中や唾液中に常在しており、食べた栄養素を利用して活動しています。

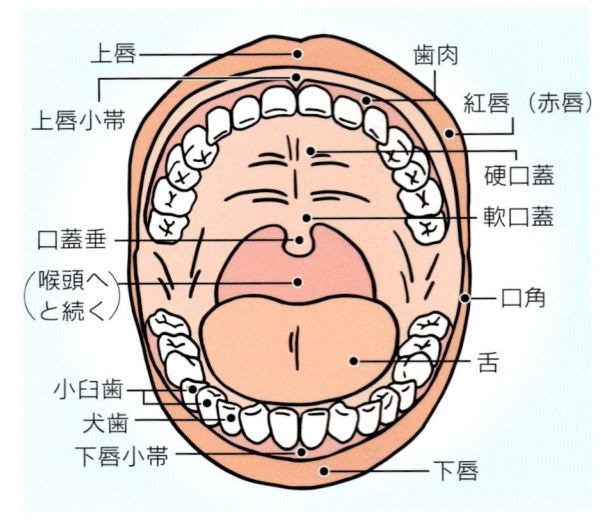

図6-1　おとなの口腔（模式図）

2. 歯の種類

　歯の種類には乳歯（子どもの歯）と永久歯（大人の歯）があります。それらは、大きさ、形、色、生えてくる時期、位置や数などが違います。

　図6-2、6-3は、それぞれの上あごの歯列（歯並び）の模式図です。通常下あごも含めると、乳歯は20歯、永久歯は32歯生えますが、生えてこない場合もあります。

　第一、第二、第三大臼歯は、第二乳臼歯の後ろに生えてくるので加生歯といい、中切歯から第二小臼歯まではそれぞれの位置の乳歯と入れ代わるので代生歯といいます。

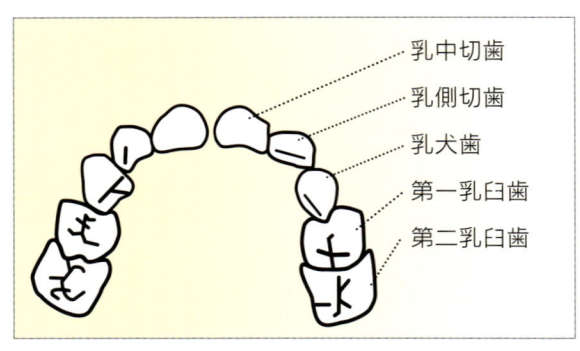

図6-2　乳歯（上あごのみ表示：模式図）

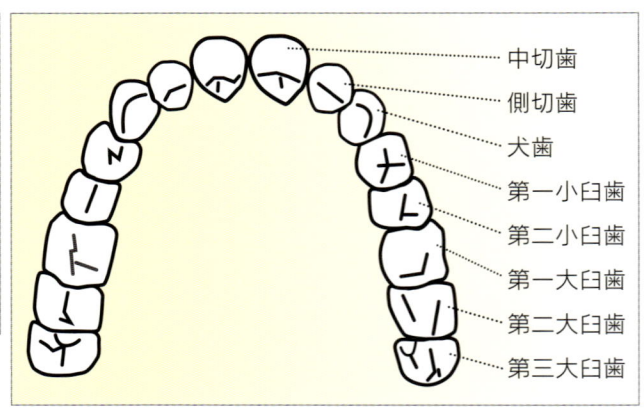

図6-3　永久歯（上あごのみ表示：模式図）

3. 歯の生える時期

　一般的に、乳歯の生える時期は生後6か月過ぎに下あごの乳中切歯が生えはじめ、2歳頃までは上下のあごの第一乳臼歯までの16歯、3歳頃までは上下のあごの第二乳臼歯までの20歯が生え揃います。

　一方、永久歯では6歳頃に第一大臼歯（6歳臼歯）が第二乳臼歯の後ろに生え、他の永久歯は小学生時代に生え代わります。その後、中学生に進学する前後には第二大臼歯（12歳臼歯）が生えて永久歯28歯となり、おおむね中学校在学期間中に永久歯の歯列が完成します。ただし、生える時期には個人差があります。

4. 歯の構造（前歯と大臼歯）とむし歯の関係

　歯の構造は、図6-4に示したように口腔内に生えている白い歯の頭の部分を歯冠といい、周りが健全な歯肉（歯周組織）などにおおわれている部分を歯根といいます。しかし、歯周病によって歯肉が下がると歯根の一部が口腔内に現れはじめ、歯冠、歯根ともにむし歯になることがあります。

　歯冠表面のエナメル質、歯根表面のセメント質、あるいは歯冠と歯根の内層の象牙質までむし歯になることがあります。なお、エナメル質に限られた初期のむし歯は治ること（再石灰化 p.24参照）がありますが、象牙質までむし歯が進んでしまうと歯科医院で治療しなくてはなりません。

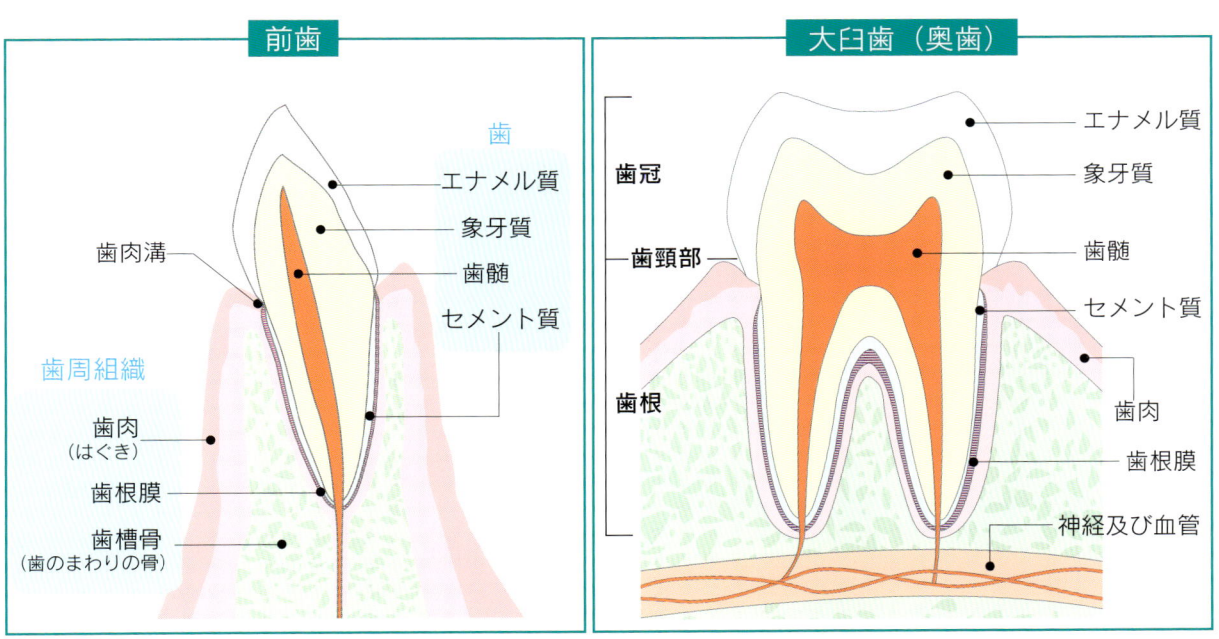

図6-4　歯の構造（模式図）

第7章

歯と口と全身の関係を知ろう!!
健康な歯と口を守ろう

1. 健康な歯と口

　健康な歯と口を守るためには、歯と口と全身のつながり（図7-1）をよく理解し、口の中の様子を知ることが大切です。健康な身体をつくる食生活を育むためにも、栄養をとる器官である口の健康を保つことが必要です。

　口の中は、歯や舌・粘膜などで構成され（図6-1参照）、これらの組織は"唾液"におおわれています。また口の中には無数の細菌が生息し、これらがバランスをとって、口のはたらきを営んでいます。口は食物を咬んで食べる時の重要な器官であり、唾液の中にある酵素アミラーゼが消化を助けるはたらきをしています。

　図6-4の右図（p.19）は奥歯の断面図です。歯の頭（歯冠）の部分をおおっているのはエナメル質で、ヒトの体の中で一番硬い組織です。エナメル質の結晶は、カルシウムとリン酸から構成されるヒドロキシアパタイトとよばれるリン酸カルシウム（アパタイト）結晶からできています。水分や有機質は約4％で、ほとんどが無機質のために白っぽくみえます。

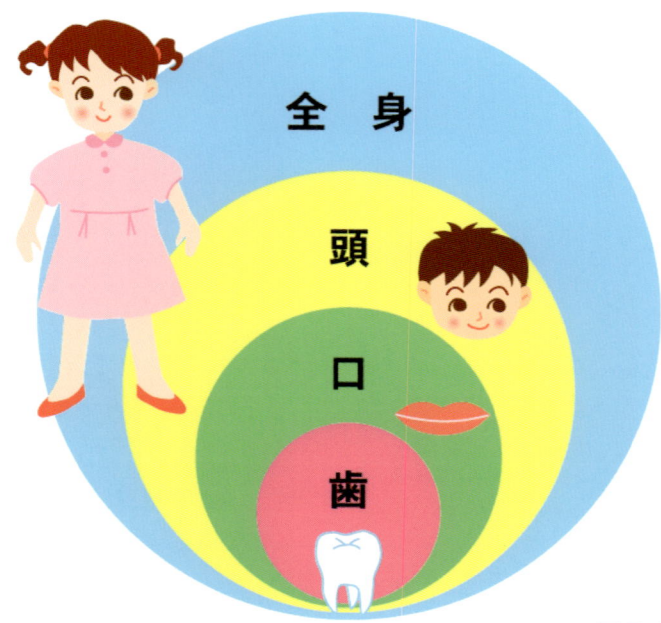

図7-1　歯と口と全身のつながり
「歯科保健教室の達人」（福井県歯科医師会）より

2. 歯の生え方と歯並びの完成

1）乳歯の生えはじめと完成

乳歯（子どもの歯）は、生後8か月頃に下の前歯から生えはじめます（図7-2）。2歳を過ぎる頃には、20本が生え揃います。そして、3歳を過ぎる頃に乳歯の歯並びが完成します（図7-3）。

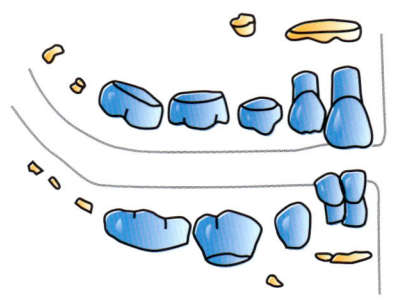

図7-2　8か月児の歯の状況
乳歯の生え始める時期に、あごの中では永久歯の芽（歯胚：黄色の部分）が作られています。

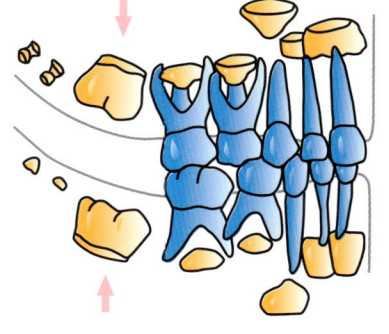

図7-3　3歳児の乳歯とあごの中の永久歯
乳歯の歯並びが完成する頃には、6歳臼歯の歯冠の形（矢印）ができています。

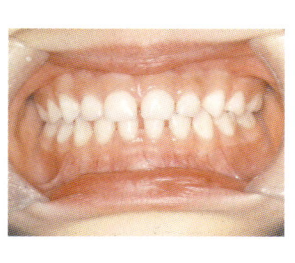

2）永久歯の生え方

就学前後になると、乳歯の前歯の根は自然にとけてなくなり（生理的吸収）、永久歯（大人の歯）の前歯と交換します（図7-4）。同じ時期には、奥歯の後方に永久歯の6歳臼歯（第一大臼歯：矢印）が生えてきます。小学生時代に、多くの乳歯は永久歯に生え代わります。小学校卒業から中学にかけて、永久歯の28歯が生え揃います（図7-5）。

図7の右下の写真は、中学1年生の歯と口です。すべての歯と歯肉が健康であり、歯並びにも問題がありません。図7-5の一番奥には12歳臼歯（第二大臼歯：矢印）がみられ、永久歯は28本生えています。18歳前後には、第三大臼歯（親知らず）が生える場合もあり、永久歯は最大で32本になります。

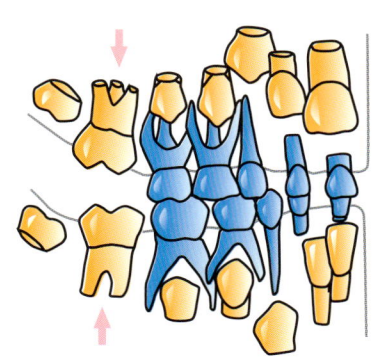

図7-4　就学前後の小児の歯の状況
矢印は6歳臼歯（第一大臼歯）を示します。

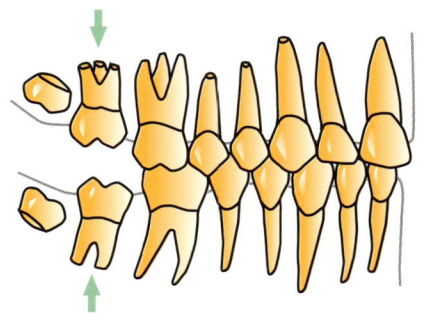

図7-5　中学生の歯の状況
矢印は12歳臼歯を示します。

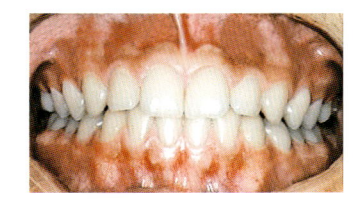

（山下 浩校閲，落合靖一訳：小児歯科学―基礎編．医歯薬出版，1968．
（Schour, I. & Massler, M., 1958））

第8章

歯の健康づくりのために
歯の表面で起こっていること

1. むし歯予防の基礎＜脱灰と再石灰化＞

歯の表面ではいつもダイナミックな変化が起きています。主食・間食でとる飲食物は、口腔内に常在する細菌の餌になり、細菌はその糖分を分解して酸を産生し、歯の表面のミネラル分を溶かします（脱灰）。また、細菌にとって快適な住み家とするために塗り壁（代謝産物の多糖体）を厚くして、歯の表面に歯垢（プラーク）をつくります。その結果、むし歯ができたり、むし歯の進行を促すことにつながります（図8-1）。

一方、プラークや唾液には、細菌によりできた酸を中和する作用（緩衝作用）と、溶け出したミネラル分を元に戻す作用（再石灰化作用）があります。つまり、歯の表面では脱灰と再石灰化がシーソーのように常に繰り返されています。普段はバランスがとれていますが、甘い物をとると脱灰が起こります（図8-2：右下）。フッ素はこのバランスに欠かせない有益な元素として働き、歯の表面に適量のフッ素が存在すれば、脱灰よりも再石灰化が優勢にはたらくことになります。

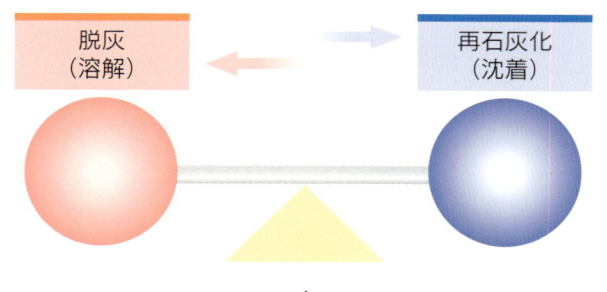

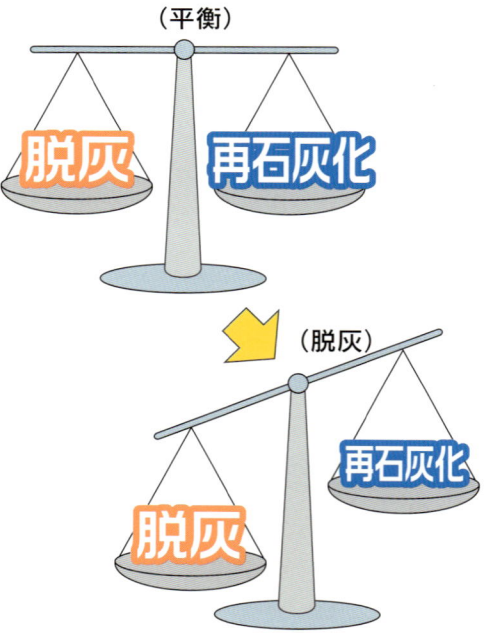

赤のクス玉は、口の中の細菌や糖分によって歯を溶かす状況を示します。青のクス玉は、唾液やフッ素によって歯を守る状況を示します。両者のバランスが崩れ、赤のクス玉が大きくなって優勢になると、むし歯へと進行します。
したがって、青のクス玉が大きくなり、赤のクス玉を上回る環境で生活することが大切です。

図8-1　脱灰－再石灰化の動的平衡関係

図8-2　歯の表面で起きている変化
（平衡から脱灰への変化）

したがって、「歯の健康づくり＝むし歯予防」のキーワードは、再石灰化ということになります。適量のフッ素の存在によって脱灰を可能な限り抑え、十分に再石灰化ができるような歯と口の環境をつくることが大切になります。

2. むし歯発生のモデル ＜ニューブランの４つの輪＞

歯の健康を保つためには、①私たちの口の中の細菌、②糖分などの飲食物のとり方、③歯や唾液の条件、さらに④時間を総合的にコントロールする必要があります（図8-3）。

この４つの輪のモデルは、カイス博士の３つの輪のモデルに、ニューブラン博士が時間の因子（飲食物をとる時間、プラークが成長する時間、歯の結晶構造ができあがるまでの時間など）を組み合わせて提唱しました。

一生涯にわたる健康な歯と口の育成のためには、幼児期から高校生の時期まで、むし歯のない状態を維持しましょう。

図8-4は、高校生18歳の健康な歯と口の写真です。４つの輪が上手くコントロールされており、健康な歯と口の基礎づくりに成功しています。

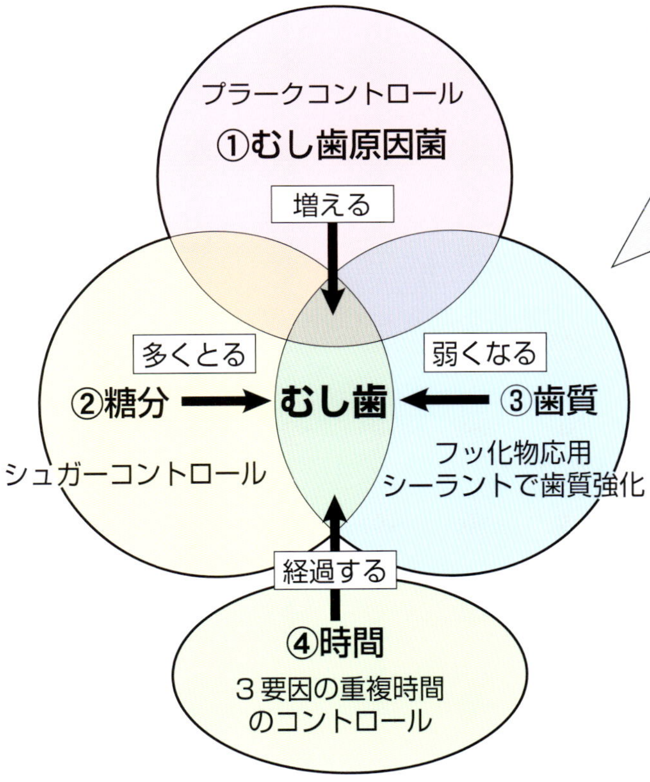

（矢印の**要因**が増えると、むし歯の発生が多くなります。そこで、矢印の向きを逆にして重なり部分を小さくすることによって、むし歯の予防ができます。）

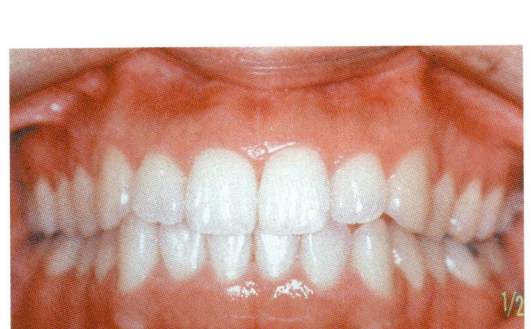

図8-3　ニューブランの４つの輪

図8-4　高校生18歳の健康な歯と口

第8章 **23**

第9章

歯の健康づくりのために
歯の周りの要因

1. プラークと食習慣

歯の周りには、歯をおおって保護する唾液や、歯に付着している歯垢（プラーク）があります。歯垢の80％以上が細菌で、私たちの口の中で共生しています。むし歯のできやすい食生活習慣は、以下の項目があげられます。

◎ 甘い物は、摂る量よりも回数に影響を受けます。
◎ 食事中に甘い物を摂るよりも、食事と食事の間に摂った方が影響を受けます。
◎ 就寝前に摂る方が影響を受けます。
◎ 甘い物の濃度が高いほど影響を受けます。
◎ 口腔内に甘い物が停滞する時間が長いほど影響を受けます。

以上のことは、ステファンカーブ（図9-1）をみるとよくわかります。食事の後には、細菌が酸をつくります。その酸によってpH値が下がります。しかし、唾液によって酸が緩衝されて元のpH値にだんだん戻っていくカーブをステファンカーブといいます。唾液によってpH値が回復しようしているところで、何かを食べてしまうとまたpH値がすぐに下がってしまいます。pH値が上がったところで、食事をとるようにすれば、唾液による再石灰化で、むし歯になりにくくなります。

※pH値とは物質の酸性アルカリ性の度合を示す数値です。0〜14までの目盛りがあり、7を中性といい、それより小さくなると酸性が、大きいとアルカリ性が強くなります。

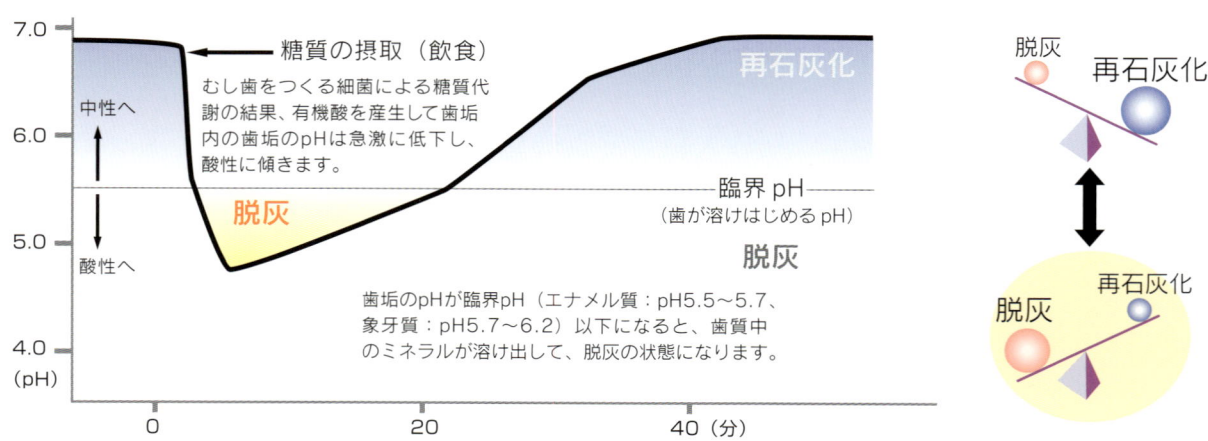

図9-1　ステファンカーブ　（田浦勝彦、他：「だれにでもできる小さな努力で確かな効果」p.20, 21, 砂書房, 2001改変）

2. 唾液の分泌

唾液は、むし歯になりにくくする役割を持っています。そのために、唾液の分泌が大切です。口の中には3つの大きな唾液腺（耳下腺、顎下腺、舌下腺）があり、さらに小さな唾液腺があります。これらから1日約1.5 l の唾液を分泌し、歯や口の中がうるおいます。

3. 唾液のはたらき

唾液は、歯と口の健康、また全身の健康にも重要な役割を果たします。

①歯の石灰化作用（エナメル質の成熟作用）：生えたてのエナメル質のアパタイト結晶は弱く、唾液に含まれるカルシウムやリン酸によって結晶性が良くなります。

②歯の再石灰化作用：酸により脱灰した歯の表面は、唾液中のカルシウムやリン酸を再び取り込みます。

③緩衝作用：細菌がつくる酸を中和する能力があります。

④抗菌作用：細菌の発育を抑制したり、殺菌する作用があります。

⑤歯の保護作用：唾液中の糖タンパク由来の膜が、歯をおおい、保護します。

⑥希釈・洗浄作用：口腔内を洗い流したり、細菌の排除を促す作用があります。

4. 唾液は一種の液体エナメル質といわれる

エナメル質のアパタイト結晶は、カルシウムとリン酸によってできています。また、唾液にはカルシウムイオン（Ca^{2+}）やリン酸イオン（PO_4^{3-}）が多く含まれています。したがって、唾液は一種の液体エナメル質と考えられ、私たちの歯と口は守られています（図9-2）。

▲ = Ca^{2+}
⬡ = PO_4^{3-}

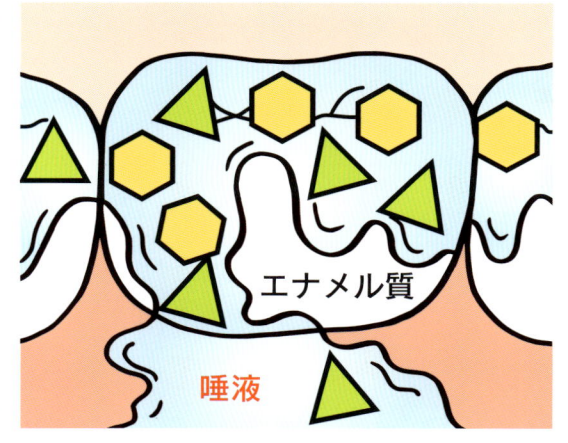

図9-2　歯の周りをうるおす唾液

良く噛む：フレッチャーイズム〈噛んでやせる健康法〉

フレッチャーさんは、太りすぎで困っていましたが、食べることが好きなためにやせられませんでした。しかしながら、食べ物をよく味わい、ゆっくりよくかんで食べることを続けることによって、無理せずにやせることができました。

＜かんでやせる健康法＞
食欲がおきるのを待ちましょう。そしてできるだけ食欲の出るものをとりましょう。よくかみ、かつ楽しみましょう。そうすると、あとは自然がうまく処理してくれます。

第10章

歯の健康づくりのまとめ

■ 1.むし歯のできやすい食生活習慣

　脱灰が多く繰り返される（甘い物を摂る回数が多い：図10-1-a 上部にある波形の波が多い）ほど、ミネラル分が歯の表面から溶け出すことが多くなってしまいます。

　図10-1-a（左）は、1日のうち、甘い物を多く摂る食生活習慣の人です。プラーク中の酸性度が何回も赤い部分（歯のミネラル分が溶け出すpH域：**臨界pH**）に達しています。

　図10-1-b（右）は、朝食、昼食、おやつ、夕食の4回だけの食生活習慣の人です。プラーク中の酸性度は4回だけ赤い部分（歯のミネラル分が溶け出すpH域：**臨界pH**）に達しています。

■ 2.今すぐに誰でもできるむし歯予防の取り組み

1）むし歯予防のために、家庭ですぐにできる取り組み方法

　それぞれの要因に対して予防策を考えることが大切です。以下に、家庭ですぐにできるむ

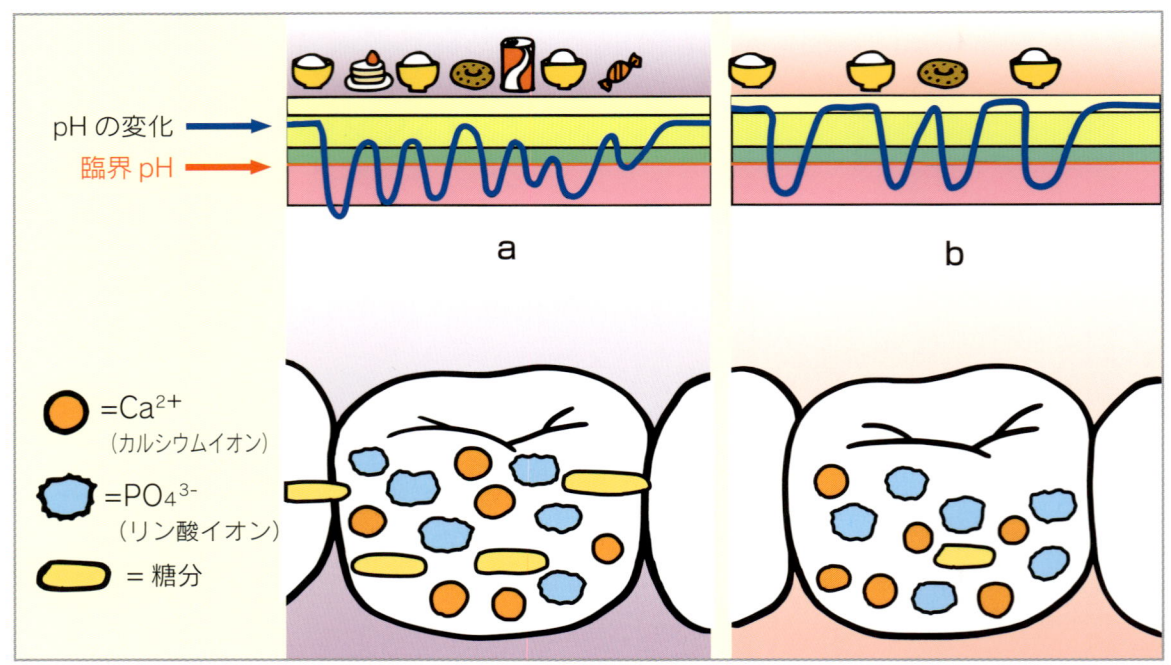

図10-1　ステファンカーブと臨界pH

し歯予防方法をあげます。
　①フッ素を利用して歯の質を強くしましょう（第12章で詳しく述べます）。
　②唾液のはたらきを利用しましょう。
　③歯磨きをきちんとしましょう。
　④歯磨きの回数を増やしましょう。
　⑤甘い物の摂り方に注意しましょう。
　⑥食べたら磨きましょう。
　また、定期的に歯科医院で健診を受けましょう。その際には、大臼歯の咬み合わせの面にある溝をシーラント（→第5章 p.16-17参照）によって改善してもらいましょう。

3. 総合的なむし歯予防の取り組み

　生涯にわたる健康づくりのために、健全な口腔を保ち続けることが必要で、生活の質の向上につながります。
　そのためには、公衆衛生的な政策（パブリックケア）による環境づくりが基礎となり、個人の生活習慣を改善することが重要な課題になります。個人の生活習慣を見直してセルフケアが確実にできるように、専門家の支援（プロフェッショナルケア）が必要になります。

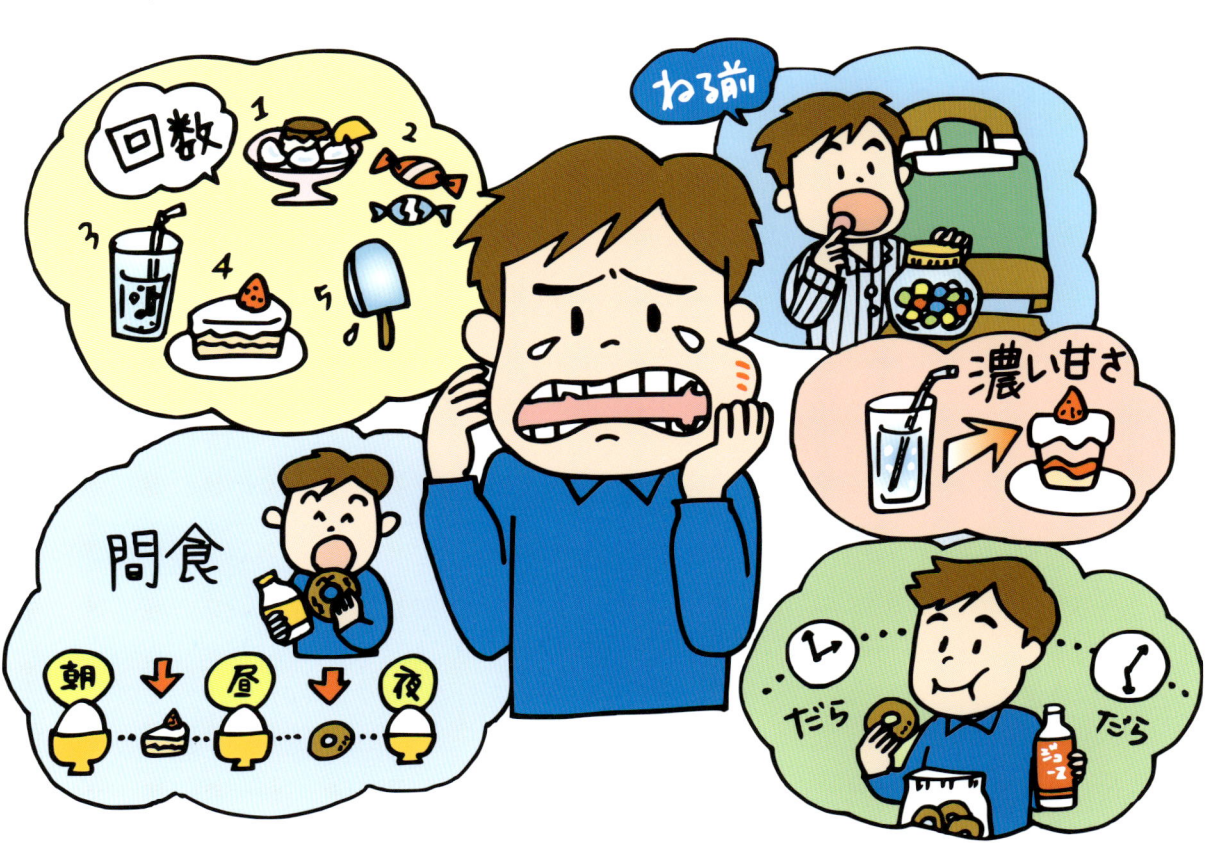

第10章　27

第11章

これまでの日本の歯の健康づくりの評価

1. 今までの反省点

わが国では「きれいな歯はむし歯にならない」という言葉のもとに、熱心に歯磨きすることと甘い物を制限することが、むし歯予防に最も有効であると信じられてきました。口の中をきれいに保つことは大切なことですが、歯の健康づくりの場面で、むし歯予防のための歯磨きの必要性が過度に強調されてきました。

ところが、世界のむし歯予防の専門家たちは、むし歯予防にはフッ素を上手に使うことが一番大切であると述べています。20世紀の後半には、フッ素を上手に使った諸外国では、子どもたちと若者のむし歯が急激に減りました。

不幸なことに、わが国ではフッ素を有効に利用する機会に恵まれなかったために、むし歯予防先進国に比べていまだにむし歯に悩まされています。

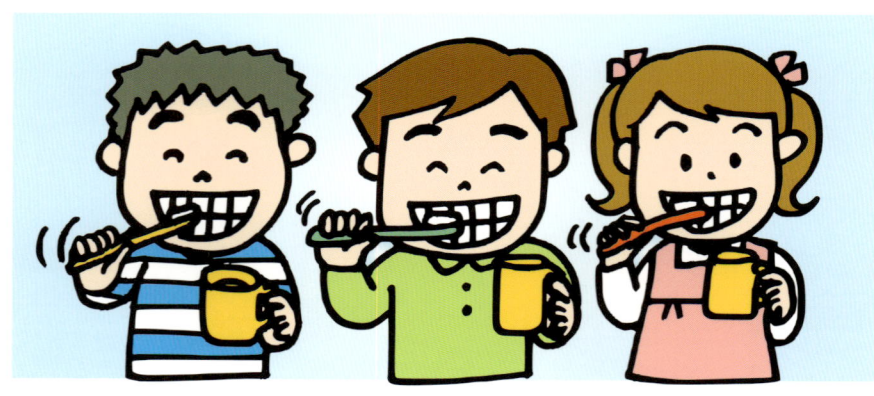

図 11-1　歯磨きに励む子どもたち

以下のように、歯磨きのむし歯予防効果を強調しすぎないように注意・警告をしています。

> 「歯磨きは、歯周疾患の予防とコントロールには非常に有益な方法であることが証明されているが、むし歯の予防については科学的な証明が不十分である」（J. Ainamo、1980）
> 「歯磨きによる歯と口の清掃で、口の中をきれいすることは歯肉の健康のためになるが、むし歯予防効果を上げるとは限らない。したがって、歯磨きのむし歯予防効果を強調しすぎてはならない」（WHO、1972）

2. 歯磨きと砂糖制限によるむし歯予防の限界

1）歯磨きの限界

　むし歯のできやすい奥歯の溝の部分や歯と歯の間には、歯ブラシの毛先は届きにくく、きちんと歯磨きができません。そのため、これらの部位において、歯磨きによる歯垢（プラーク）除去の効果は小さいと指摘されています。

　また、歯磨きは歯の周りをきれいに掃除するので、歯肉の健康のためには大切な方法です。しかし、フッ素入り歯磨き剤を用いない歯磨きは、むし歯予防効果がほとんどないことが証明されています。

2）砂糖制限の限界

　砂糖の摂り過ぎは、歯の健康を害するに止まらず、全身の健康にとって大敵です。これまでの研究では、実験室や動物実験では、砂糖の摂取とむし歯との関係は証明されていますが、ヒトの集団を対象とした研究では明らかにされていません。

　諸外国の歯科保健の特徴（図11-2）は、国レベルで適切なフッ素の利用が行われていることです。わが国でも今までの低い砂糖摂取量の水準を保ちながら、さらに適切にフッ素を利用すれば、むし歯を予防することができます。身体も歯も健康な状態を維持していくことができます。

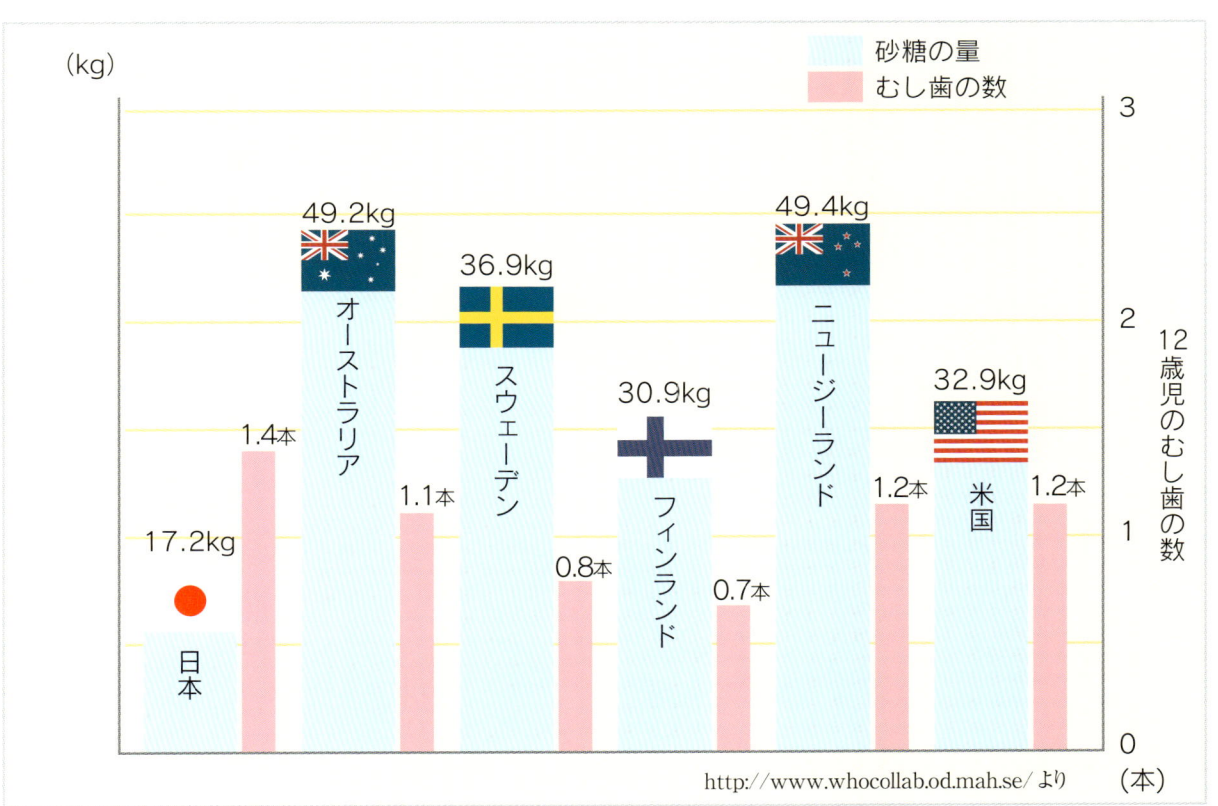

図11-2　国別の砂糖消費量とむし歯の関係

第12章

フッ素とむし歯予防

■ 1. むし歯予防にフッ素を使うようになったいきさつ

1) マッケイ先生の探求心

　歯科大学を出てまもなく、米国コロラド州のコロラドスプリングスで歯科医院を開業したマッケイ先生は、患者さんの中にいままで見たことのない奇妙な歯を観察しました。それは褐色の斑点や着色のある歯でした。

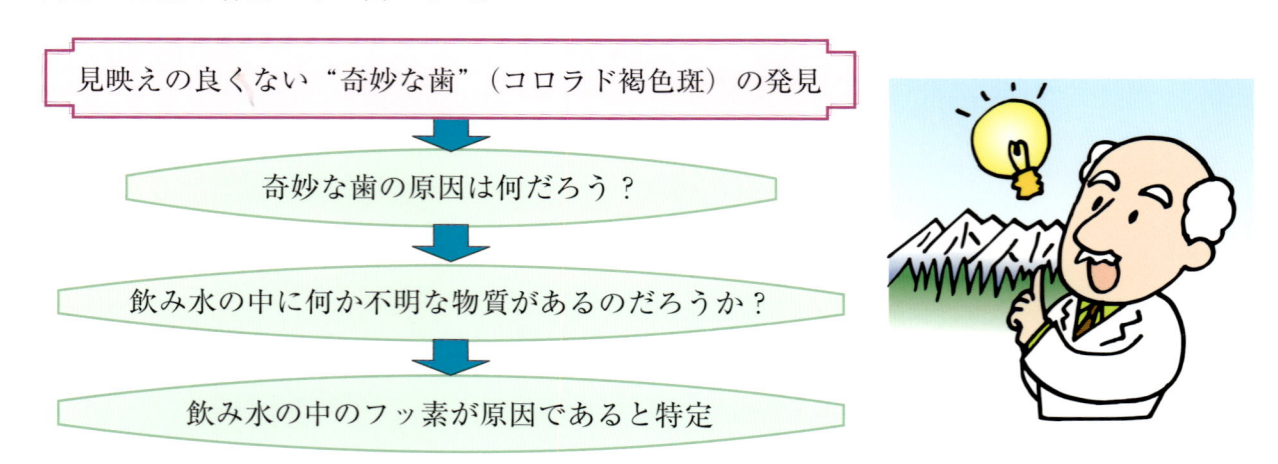

- 見映えの良くない"奇妙な歯"（コロラド褐色斑）の発見
  ↓
- 奇妙な歯の原因は何だろう？
  ↓
- 飲み水の中に何か不明な物質があるのだろうか？
  ↓
- 飲み水の中のフッ素が原因であると特定

2) ディーン先生たちの全国調査の結果

　ディーン先生たちのグループは、マッケイ先生の仕事を科学的に発展させました。彼らは飲み水の中のフッ素濃度を測り、奇妙な歯の出現の程度と子どもたちのむし歯との関連について全米の地域調査を行いました。

- 奇妙な歯が認められない飲み水の地域で、しかも飲み水中に適量のフッ素があれば、子どもたちのむし歯は少ない
  ↓
- むし歯を防ぐ地域水道水中のフッ素濃度は約 1 ppm
  ↓
- 適量のフッ素がある環境では、人々のむし歯は少ない

2. むし歯予防におけるフッ素のはたらき

1940年代前半までの調査研究により、約 1 ppm のフッ素濃度を含む飲み水で暮らす人々には、むし歯が少ないことがわかりました。この現象に学び、飲み水中のフッ素の濃度を調整するアイディアが生まれました。

1945年1月25日から、米国ミシガン州グランドラピッズ市で、水道水の中のフッ素の濃度を 1 ppm に調整する事業が始まりました。10年後に、グランドラピッズの子どものむし歯は、水道水中のフッ素濃度を調整する前に比べて約半分に減りました。

この成果をもとにして、①フッ素を錠剤として服用する、②食塩や牛乳の中のフッ素濃度を高める、③フッ素を歯に塗る、④フッ素液で洗口する、⑤歯磨き剤に配合して使うなどの方法が開発されました。

フッ素の利用は、科学的な根拠に基づいたむし歯予防方法（図12-1）です。

フッ素は、あごの中で歯がつくられるときに、全身的な作用で、むし歯になりにくい歯をつくります。さらに、歯の表面に局所的に作用して、歯からのミネラル分の脱灰を抑え、初期のむし歯の部分にミネラルを再沈着する働きがあります（再石灰化作用）。

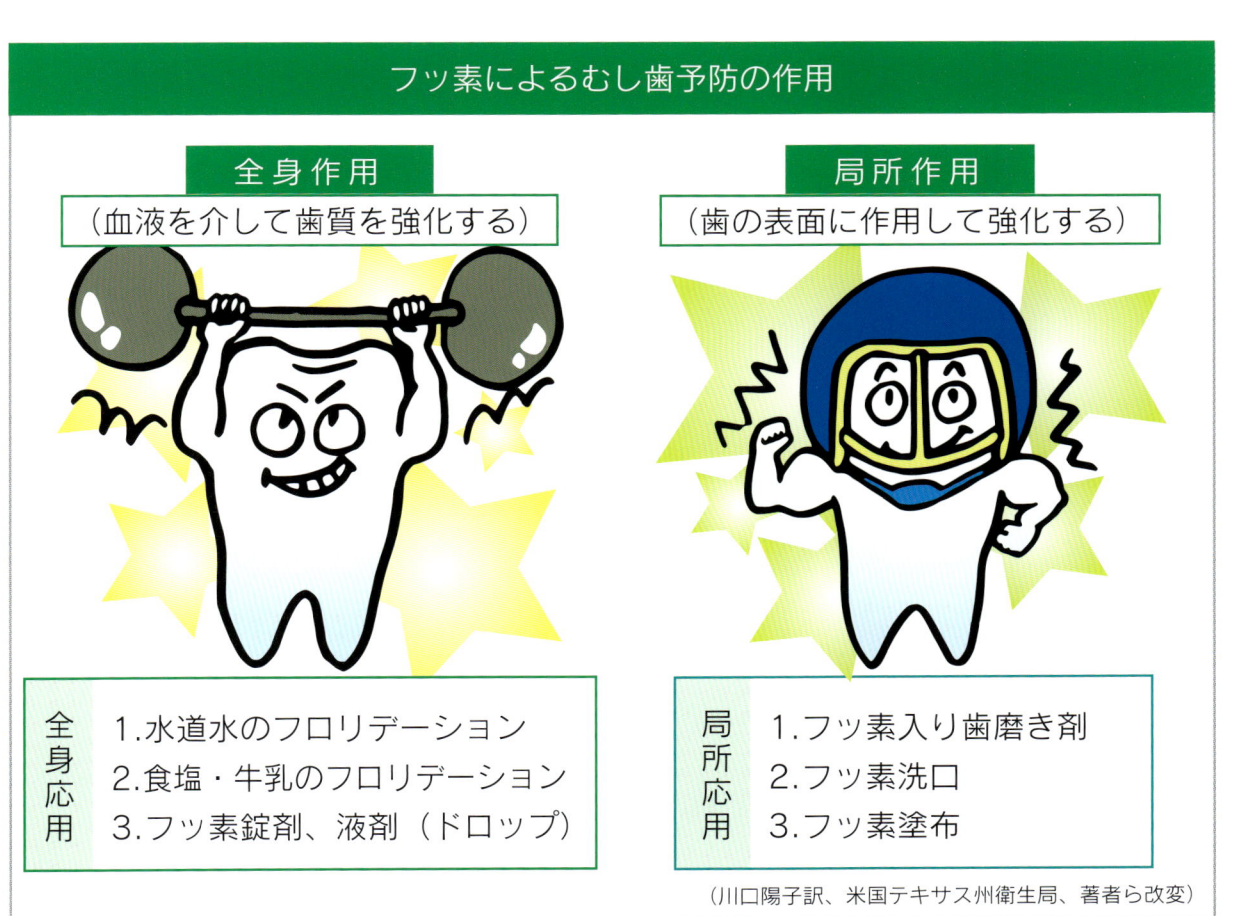

図12-1　フッ素によるむし歯予防効果

第13章

フッ素はともだち

■ 1. 自然界のフッ素

フッ素は地球上のどこにでも存在しています。私たちの身の回り（土の中、川の水、海水）の自然にひろく存在しています。したがって、私たちが毎日口にする食べ物（魚や肉、野菜や海草）やあらゆる飲み物にも微量のフッ素が含まれています。当然ながら、これらの飲食物を摂る私たちの身体（骨や歯の中に、そして血液と唾液の中）にもフッ素が含まれています。

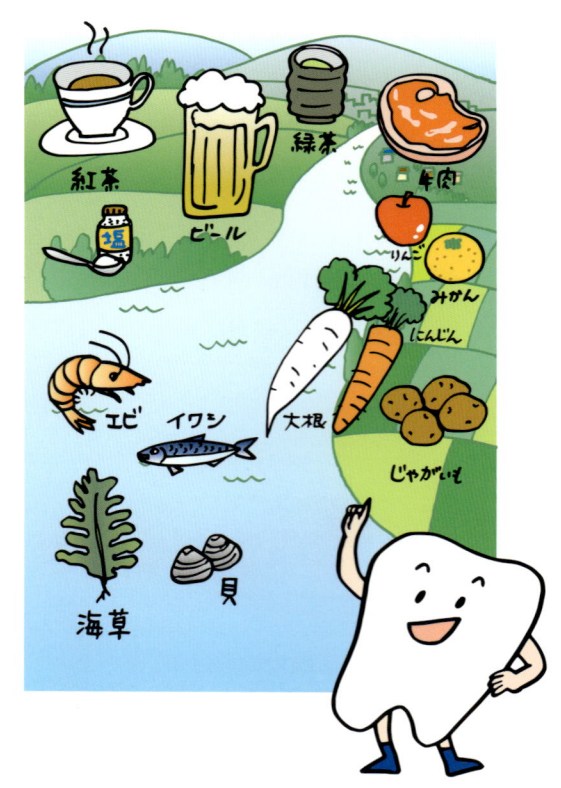

水の中に、
わずかな量のフッ素が自然の状態で
含まれている！！

■ 2. フッ素の源は地殻の中の鉱物

地球の内側の堅い殻、卵にたとえると殻の部分を地球では地殻といいます。地殻のフッ素は17番目に多く、約650ppmの濃度です。地中のマグマに源を発するフッ素は蛍石（図13-1）の中に多く含まれています。この鉱石の中に、天然の形でわたしたちの歯を守るフッ素が含まれています。そして、鉱石からフッ素が溶け出して地中や海のフッ素の濃度を決めているのです。

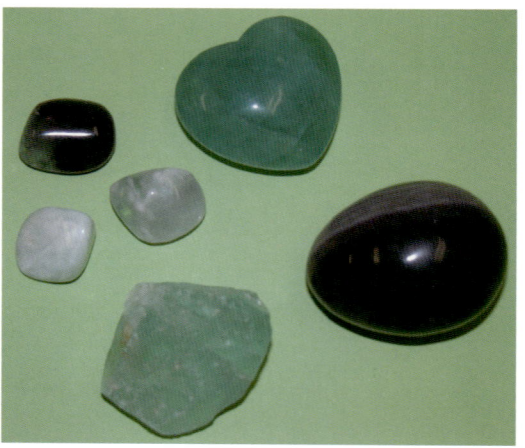

図 13-1　蛍石は世界一カラフルな鉱物
http://mineral.galleries.com/minerals/halides/fluorite/fluorite.htm

3. ヒトの身体の中のフッ素

私たちの身体をつくっている主要な元素は酸素、炭素、水素、窒素であり、準主要な元素としてカルシウム、リン、マグネシウム、イオウ、ナトリウム、塩素があります。さらに、体内には身体の健康を保つために欠くことのできない重要な微量の元素があり、鉄、珪素、亜鉛、クロム、銅、マンガン、セレン、ヨウ素、モリブデンなどがこれにあたります。フッ素もこの仲間であり、骨や歯の健康に有益な元素です。幼児だけでなく、成人とりわけ高齢者のむし歯予防にも効果があります。体重60kgのヒトには約2.6gのフッ素が骨や歯に含まれています（→序章 p.7 参照）。

> 私たちの身の回りの食べ物・飲み物の中に、私たちの骨や歯の中に、
> そして血液と唾液の中にもフッ素が含まれています。

4. 身体に取り込まれたフッ素の排泄

口からとったフッ素は、身体の中で血流に乗り、一部は歯と骨の健康にとって有益な栄養素となります。それ以外の大半のフッ素は、腎臓を介して排泄します。

子どもは成長期にあるため、骨と歯にフッ素の取り込みが多い傾向にあります。一方、フッ素は骨に蓄積することはなく、バランスを保っています（図13-2）。

5. まとめ

これまでの研究の結果、自然界のフッ素とヒトの体内のフッ素の代謝については明らかになっています。フッ素は身体の健康、特に歯の健康づくりには欠かせない有益な栄養素であると、世界の専門機関（p.37 Q4）は述べています。

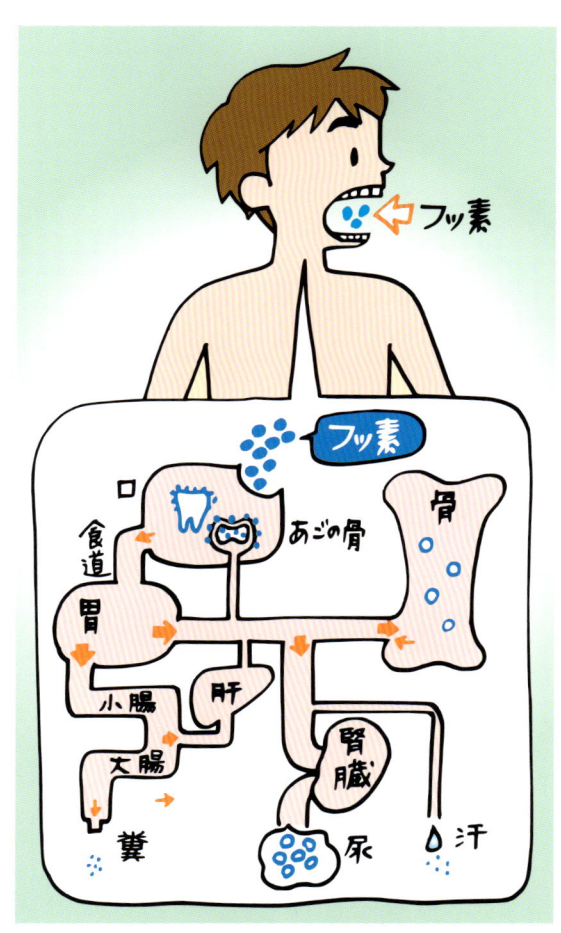

図13-2　身体の中に取り込まれたフッ素の流れ

第14章

世界と日本のフッ素利用

1. 世界のフッ素利用

世界の国々では、むし歯予防のためにフッ素を有効に利用しています。フッ素利用の方法としては、フッ素入り歯磨き剤の利用人口が15億人と最も多く活用しています。フッ素洗口も1億人に増加しました（図14-1）。なお、2012年時点で水道水フロリデーションの人口は4億4千万人を超えています。

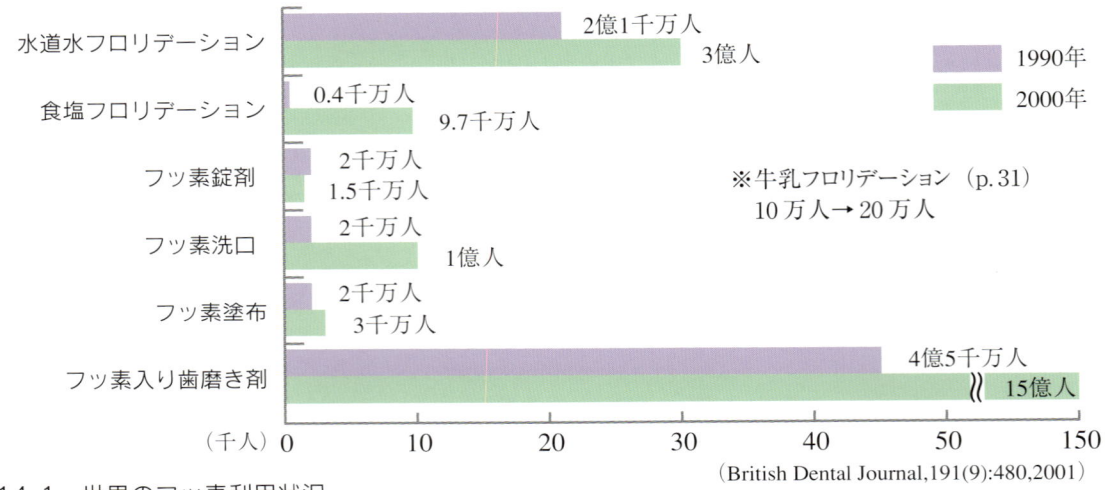

図14-1　世界のフッ素利用状況

2. 世界的なフッ素利用の推奨と根拠

むし歯予防にフッ素を活用することは、世界での常識となっています。むし歯予防に使われるフッ素の効果と安全性については、これまでの実績をもとに多数の医学専門機関が推奨しています。

世界保健機関では、1969年、1974年、1978年の3回にわたり、世界各国に対して、むし歯予防のために適切なフッ素の使用を勧告しています。

> ① WHOなどの150を超える医学保健専門機関の推奨
> ② 世界的規模で長期（60年以上）の実績
> ③ 自然が教えてくれたフッ素濃度1ppmで最良のむし歯予防効果

3. 今までのむし歯予防に使われてきたフッ素利用状況

1980年頃までの日本の歯科保健に対する世界の専門機関からのメッセージ

『日本の砂糖消費量は先進国の中では最も少ない。歯科医師数は人口2,000に対して歯科医師1と充足した状態であり、優れた歯科医療サービスが提供されている。さらに、保健所では妊婦、母子、幼児を対象とした歯科保健指導やむし歯予防サービスが行われている。しかし、他の先進諸国と比較した時に、日本の歯科医療には最も重要なものが欠けている。それはフッ素の利用である。

フッ素入り歯磨き剤は1962年から利用されたが、そのシェアはいまだ15%と少なく、広く普及しているとはいえない。また、水道水フロリデーションは現在実施されていない。ただ、11万人（全学童の1%）がフッ素洗口を行っている状況にある。』
(FDI&WHOの共同作業班の報告書：1985年)

4. わが国のフッ素利用状況の比較

この20年間のわが国のむし歯予防のためのフッ素利用の中で、普及率が高かった方法にフッ素入り歯磨き剤とフッ素洗口があります（図14-2）。次に、フッ素歯面塗布です。一方、地域に暮らすすべての人々に恩恵を与える水道水フロリデーションはいまだ実現していません（表14-1）。

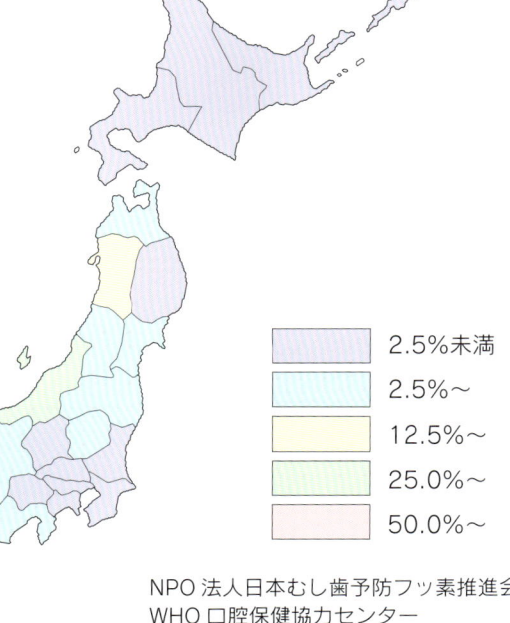

NPO法人日本むし歯予防フッ素推進会議
WHO口腔保健協力センター
財団法人8020推進財団
（2012年3月調査）

図14-2 都道府県別の集団フッ化物洗口実施人数分布 2012

表14-1 日本のフッ素利用状況　(International Dental Journal 35:235～251, 1985, 歯科疾患実態調査等による)

	水道水フロリデーションの実施状	フッ素洗口の集団における実施人数	フッ素入り歯磨き剤のマーケットシェア（%）	フッ素塗布（15歳未満児における塗布経験者）
1985年	未実施	約11万人	15%	22%
2014年	未実施	約104万人	90%	64%

⑮ Q&A

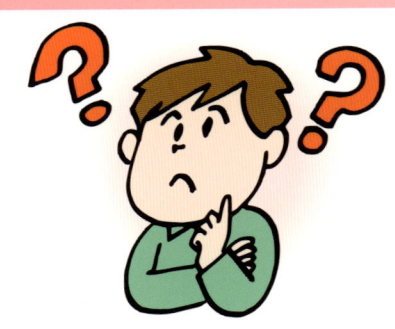

Q 1 なぜフッ素を使うの？

A：フッ素を利用したむし歯予防効果が、最も効率の良いことが世界的に証明されているからです（⇨p.34へ）。

解説：むし歯の成り立ちから考えて、フッ素利用による予防方法を実施しています。むし歯は、①質の弱い歯、②細菌、③甘い飲食物の3条件に、④時間の条件がそろった時になります。そこで、それぞれに対応する予防方法があります。
①フッ素やシーラントを利用して強い歯質にする（歯質強化と再石灰化促進）。
②歯磨きで細菌を取り除く。
③甘い飲食物を控え、だらだら食べない（糖分の適正摂取）。
　その中で世界的にも一番むし歯予防に有効と評価を受けた方法が、フッ素の利用です。歯磨き回数を増やしても完全に細菌を除去することはむずかしく、また、甘い飲食物を子どもが食べないようにするのは非常に困難で、予防効果はなかなか上がりません。①～④の予防方法をバランス良く生活習慣に取り入れることが大切です。

Q 2 いつからフッ素を使えば良いの？

A：フッ素は体内に摂りこまれることにより、歯が形成される時期から作用します。歯が生えてからも局所的に作用することから、赤ちゃんの時からむし歯予防効果が期待できます。

解説：日本では、現段階で全身応用—フッ素を摂取する方法（水道水のフロリデーション、フッ素錠剤または液剤、食塩のフロリデーション、牛乳のフロリデーション）—が取り入れられていないために、局所応用—フッ素を歯の表面から作用させる（フッ素塗布：歯に塗る、フッ素洗口：ブクブクうがいをする、フッ素入り歯磨き剤）—のみとなります。

全身応用方法は、歯が生える以前から利用できます。局所応用の場合には、歯が生えはじめる頃から使用を開始しましょう。泡状、液状スプレー式のフッ素入り歯磨き剤や、フッ素洗口液のつけ磨きからはじめましょう。保護者の方は、妊娠中からお子さんの歯の生えはじめの時期のフッ素の利用方法について、歯科医師、歯科衛生士に相談すると良いでしょう。

Q3 フッ素は添加物なの？

A：フッ素は添加物ではありません（⇨p.32へ）。

解説：フッ素が天然に存在する元素であることは「フッ素はともだち」でも解説しています。地球上で確認した約100種類の元素の中の一つです。その中でもフッ素は地殻全体で17番目に多く存在し、土壌、湖沼や川の水、海水にも含まれる元素です。したがって、これらから獲れる飲食物のすべてには、フッ素が天然に含まれます。当然、それらを食べる私たちの身体を構成する微量元素であり、身体の中では鉄の次、13番目に多く含まれます。フッ素は、歯や骨の栄養素と位置づけられています。

Q4 フッ素は飲み込んでも大丈夫なの？

A：すでに私たちは常にフッ素を飲んでおり、大丈夫です（⇨p.33へ）。

解説：フッ素は天然のすべての飲食物に含まれ、日頃から常に食べたり、飲んだりしています。フッ素がむし歯予防に用いられるようになったのは、飲料水中のフッ素濃度が適量存在する地域の人々にむし歯が少ないとの調査結果からでした（p.30参照）。その後、むし歯予防方法として歯に塗る方法、洗口による方法や歯磨き剤に加えたりする方法でフッ素は応用されるようになりました。
　WHO（世界保健機関）やFAO（食品農業機関）は、フッ素を必須栄養素として位置づけており、米国、EU（欧州連合）では1日あたりのフッ素適正摂取量が決められています。他の栄養素と同様に、適切な量の摂取が重要になります。むし歯予防に良い方法だからといって、多量に摂ってもいいものではありません。利用方法によって至適な濃度、量が決められ、それを守ることが重要です。

Q5 妊娠中もフッ素を利用して大丈夫なの？

A：大丈夫です。

解説：フッ素の全身応用を実施している国々では、フッ素の摂取によって、胎児への悪影響、死産の増加や新生児の死亡率増加などの報告はありません。また多くの研究から、フッ素は胎盤通過性が低いこと、母乳からの移行性も低いことがわかっています。よって、妊娠中に利用したフッ素が生まれてくる赤ちゃんに有効に作用するということにはつながりません。しかし、妊娠中はつわりなどによってお口の環境がむし歯になりやすくなることから、妊婦自身へのむし歯予防のために、フッ素を大いに利用しましょう。

Q6 おじいちゃんおばあちゃんにもフッ素は効果があるの？

A：フッ素は人の生涯を通して、むし歯予防に有効な方法です。

解説：フッ素の利用は、子どもの時だけだとの認識があるようですが、そうではありません。成人にも効果があります。特に高齢になると歯肉の退縮、唾液量の減少という問題をかかえ、歯根部分が露出する人が多くなり、この部分がむし歯になりやすくなります。フッ素は歯冠部と同様に、歯根部にも予防的にはたらくことがわかっています。なお、むし歯ではないのに、冷たいものがしみる、すっぱいものを食べると痛いなどの症状の「知覚過敏」に対しても効果があります。

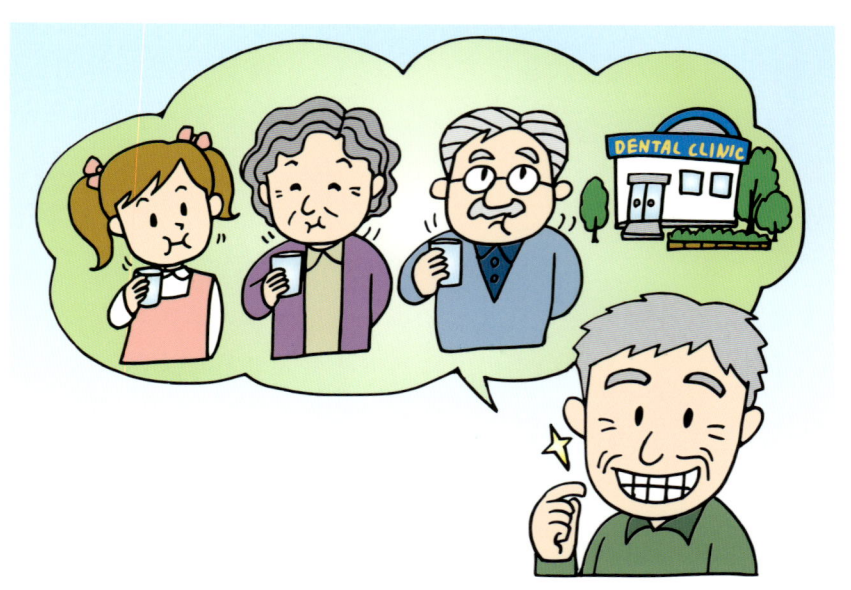

Q7 歯医者さんでフッ素を塗ってもらうのと、家で毎日ブクブクするのと、どっちが効果的なの？

A：どちらも効果的です。むし歯の予防効果は、フッ素を塗る方法で約20～30％（幼児の早い時期から頻回塗った場合は30～70％）、フッ素でうがいする方法で、約30～60％と報告されています。

解説：歯科医院で塗ってもらう方法に用いるフッ素は濃度（9,000ppm）が高く、うがいする方法に用いるのは濃度（250～900ppm）が低いものです。フッ素の応用としては、濃度の低いものを頻回に使用することが最も効果的です。

ブクブクうがいのできない幼児には、歯科医院や行政の歯科健診時に定期的にフッ素を塗ってもらう、また家庭ではフッ素の洗口液でつけ磨きをすることや泡状・液状のフッ素入り歯磨き剤を使用することをお勧めします。そして、うがいのできる年齢になったら、毎日フッ素洗口したり、フッ素入り歯磨き剤を使用すること、また定期的（歯の生える時期に合わせて）に歯科医院でフッ素を塗ってもらうと良いでしょう。

なお、フッ素の歯面塗布は6か月に1回、または細菌の量、唾液の量、唾液の緩衝能、生活習慣などによりますが、むし歯になりやすい場合は3～4か月に1回塗ることで効果がみられます。すなわち、定期的に継続してフッ素を歯に塗ることがむし歯予防の効果を高めることになります。これらが、現在わが国で行われるフッ素の利用方法（局所応用）で最大の効果を得ています。

Q8 学校でフッ素のブクブクをして、家でもフッ素を使い、歯医者さんでフッ素を塗ったら、やりすぎにならないの？

A：やりすぎになりません。フッ素洗口は、うがいのできる年齢から継続して実施することで高いむし歯予防効果を発揮します。フッ素塗布やフッ素入り歯磨き剤を併用することによって、さらに効果を増大させることができます。

解説：フッ素洗口、フッ素入り歯磨き剤、フッ素歯面塗布はフッ素を摂取するのではなく、直接歯面に作用する方法です。実際に摂取するフッ素量はごくわずかで、適正な使用方法

ではフッ素摂取量が過剰になる心配はなく、安全性に問題はありません。しかし、学校でフッ素洗口をしている場合は、家庭で重複してフッ素洗口を実施する必要はありません。家庭では、なかなか長い継続実施につながりませんが、学校でのフッ素洗口は、みんなで決められた時間に行うことによって継続できるという大きなメリットがあります。

なお、2013年8月からフッ素洗口剤（ミラノール顆粒11％、オラブリス洗口用顆粒11％）が集団応用として週1回法（900ppmF）に適用できるようになりました。

Q9 どのフッ素入りの歯磨き剤が良いの？

A：フッ素入り歯磨き剤の効果はどれもほぼ同じです（⇨p.10へ）。

解説：わが国で販売している歯磨き剤のうち、フッ素入りの歯磨き剤シェアは、90％を占めています。歯磨き剤の箱にフッ化ナトリウム、モノフルオロリン酸ナトリウム、フッ化スズのいずれかの記載があればフッ素入り歯磨き剤です。配合フッ素の効果は概ね同程度であることから、どのフッ素入り歯磨き剤を使用しても大丈夫です。1～3歳児や吐き出しのできない場合には、泡状あるいは液状スプレータイプ製品の使用が適しています（⇨p.10へ）。

Q10 歯医者さんで塗るフッ素の薬や洗口剤、洗口液、錠剤は薬局で買えないの？

A：フッ素洗口剤は歯科医師からの処方箋により、薬局で購入できます。しかし、フッ素塗布剤は専門家が塗布することが決められているので、薬局で購入することはできません。

解説：フッ素錠剤は、日本では販売しておらず、インターネットなどで海外からの通信販売により個人輸入して購入することが可能です。しかし、幼児への使用にあたって、適正な摂取量を守ることが必要です。歯科医師の指導を受けて利用することをお勧めします。

フッ素洗口液(250ppm溶液)については、2014年11月に申請中の3医薬品が要指導医薬品に指定され、薬局での対面販売に向けて手続き中のところです。

あとがき

健康な歯は何物にも代え難い。

　わが国では、むし歯予防に使われるフッ素についての正しい理解があまりすすんでいません。本書ではこれまでの研究成果をもとに、お口の健康づくりに重要な役割を演じているフッ素についての基礎知識と、種々のフッ素利用を中心にお口の健康を守る方策について述べました。世界の歯科領域におけるフッ素の利用は常識となっているのです。

　これまで、わたしたちは歯科を受診された患者さんとご家族の日頃のお口の健康づくりを支援してきました。これから、さらに皆さんのお口の健康度を高めるために、予防を中心とする基本的な考え方に沿って本書を企画しました。

　本書を手に取ってご覧いただいた方には、世界の専門機関がすすめる、科学的な裏付けのあるフッ素の正しい知識を入手できるものと思います。本書がより多くの人びとのお口の健康づくりに役立てられることを願っています。

著者一同

追加：「健康日本21」の「歯の健康」について

　本書の冒頭「はじめに」の箇所で述べた、21世紀における国民健康づくり運動（健康日本21）について付け加えたいと思います。この運動は2000年からスタートし、2011年に歯の健康分野の最終評価も公表され、2013年より次期国民健康づくり運動（健康日本21（第二次））の段階に移行しています。歯の健康分野では、地域格差を小さくして、むし歯と歯周病を予防して歯の喪失を防ぎ、国民が生涯にわたって自分の健康な歯で快適に暮らせるように支援しようというものです。

　これまで、「むし歯は削って詰めるもの」とされてきました。一方で、異口同音に「治療より予防が大事」とも語られてきましたが、なかなか予防への道は平坦ではありませんでした。そこに、「健康日本21」引き続き「健康日本21（第二次）」という新たな波が押し寄せてきているのです。

　これから、ますますお口の健康づくりをすすめて行きましょう。

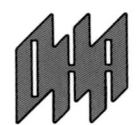

監修
NPO法人 日本むし歯予防フッ素推進会議

編集
田浦　勝彦（NPO法人 日本むし歯予防フッ素推進会議）
木本　一成（神奈川歯科大学社会医歯学系健康科学講座口腔保健学分野）

執筆
田浦　勝彦（NPO法人 日本むし歯予防フッ素推進会議）
　　　　担当：序、第1章、第11〜14章
木本　一成（神奈川歯科大学大学院歯学研究科口腔衛生学講座）
　　　　担当：第6〜10章
浪越　建男（浪越歯科医院　香川県三豊市開業）
　　　　担当：第2〜5章
田口千恵子（日本大学松戸歯学部公衆予防歯科学講座）
　　　　担当：Q&A

デザイン：吉田　和男
　　　　（有限会社カイ）
イラスト：森本　睦美

歯医者に聞きたい
フッ素の上手な使い方 —お口の健康づくりをすすめるために—

2009年6月10日　第1版・第1刷発行
2015年2月27日　第1版・第3刷発行

監修　NPO法人 日本むし歯予防フッ素推進会議
編集　田浦勝彦・木本一成
発行　一般財団法人　口腔保健協会
　　　〒170-0003　東京都豊島区駒込1-43-9
　　　振替 00130-6-9297　Tel.03-3947-8301（代）
　　　Fax.03-3947-8073
　　　http://www.kokuhoken.or.jp/

乱丁,落丁の際はお取り替えいたします．
印刷／教文堂・製本／愛千製本
ⒸNihon Mushibayobou Fussosuishiniinkaigi, 2009. Printed in Japan [検印廃止]
ISBN978-4-89605-255-8 C3047

本書の内容を無断で複写・複製・転写すると，著作権・出版権の侵害となる事がありますのでご注意下さい．

JCLS ＜日本著作出版権管理システム委託出版物＞
本書の無断複写は，著作権法上での例外を除き禁じられています．複写される場合は，そのつど事前に日本著作出版権管理システム（Tel. 03-3817-5670, Fax. 03-3815-8199）の許諾を得て下さい．